日記を書くと血圧が下がる

体と心が健康になる「感情日記」のつけ方

精神科医・医学博士
最上 悠

CCCメディアハウス

はじめに――ロンドンで出会った日記研究

数年前、私は英国に留学し、ロンドン大学で客員研究員として働いていました。ある日のことです。心と体の結びつきに関する心理医学研究の世界的権威であるジョン・ワインマン教授の研究室内でのカンファレンスで教授のプレゼンテーションを聴き、その内容に非常に驚かされました。

それは、「外科手術を受ける患者が、術前に1日15分の〝ライティング〟を3日間行ったところ、術後の傷口の回復スピードが変わった」という教授らの研究成果の紹介だったのです。

〝ライティング（writing）〟とは「文章を書くこと」をいい、参加者には「過去に起こった出来事と、そのときに感じたストレスやつらい思いについて書く」という課題が与えられていました。いわば時間を遡って心の日記を書くような作業です。そして、この研究で、ライティングをした人の傷の治りは、しなかった人に比べ、手術の約1週間後から明らかにスピードアップしたというデータ*が示されていたのです。

「ほんとうにそんなことが……?」、私は思わず自分の目と耳を疑いました。今は精神科医である私も、若い時代には大学病院や市中の総合病院で救急外来や外科をローテーションした経験がありますが、たかが文章を書いただけで傷の治りに差が出るなどという話はもちろん聞いたこともありません。

しかしながら、こんな荒唐無稽なことが、世界の最先端をいくロンドン大学で大真面目に研究されていたのです。それどころか、学内の研究者の間では、「乳がんや重度の腎臓病で苦しむ患者らにライティングを奨励し、病状の悪化を防ぐ」という研究計画まで進められており、その案がカンファレンスの場でも真剣に議論されていたのでした。が、そんなアカデミックな場でのやりとりを目にしてもなお、過去の出来事や感情をちょっと記述したぐらいで病気の予後を改善することができるとは、私にはにわかには信じられませんでした。

ただし、この話題は精神科医としてたいへん興味をそそられるものでもありました。頭痛・不眠・胃腸の不調など自律神経失調による不定愁訴の症状の場合、感情について文章に書いてみることが、メンタル面になんらかの影響を与え、健康づくりに結びつくと考えられなくもなかったからです。

とはいっても、「明らかな体の病気の場合、そんな日記のようなものでどこまで改善するのだろうか……」という疑問はなかなか消えるものではありません。

そこで、医学専門のデータベースで検索してみたところ、予想もしなかったほどのおびただしい数の文献が見つかったのです。

欧米を中心に諸外国ではすでに膨大な数のライティング研究が行われており、その中にはメタ解析という現代医学ではもっとも信頼性が高いといわれる研究手法で行われたものも複数含まれていました。しかも、その研究の歴史は長く、たとえば、この分野の草分けといわれる米・テキサス大学のペネベーカー博士は、１９８０年代の半ばにライティングと健康の関わりに着目し、以来、30年以上にわたって、「感情について書くことが心身にもたらす影響」、「より効果的なライティングの仕方」、「書いた文章の活用法」など多岐にわたる研究を続けていました。その研究には、これまでに何千人もの人が参加したという実績すらあったのです。

ペネベーカー博士の著書でまず目を惹くのが、「1日15～20分、3～4日連続でライティングを行うことで、心と体の健康に変化が生まれる」という冒頭の話です。それを読み、思わず私はこうつぶやきました。

「たかが三日坊主の日記で、健康になれるというのか……！」

それからまもなく、英国の総合診療医学雑誌『Journal of General Practice』で、私はふたたびライティングの話題に遭遇することとなりました。

総合診療医（General Practitioner）とは、ひとことでいえば町のかかりつけ医のことです。最近はＮＨＫで『総合診療医ドクターＧ』というバラエティ番組が放送されたので、ご存じの方も多いかもしれません。この〝Ｇ〟がまさにGeneralの頭文字なのですが、その特徴は内科・外科などの専門分野だけでなく、精神科も含めた幅広い分野の診療を行うことのできるゼネラリストであることで、イギリスの公的医療制度では、だれもがまず自分のかかりつけの総合診療医の診察を受けるのが原則となっています。

そのため、日本以上にかかりつけ医の存在感は大きく、眼科・耳鼻科といった専門医のいる総合病院や大学病院も、かかりつけの総合診療医の紹介があってはじめて受診することができます。英国のこの総合診療医システムは世界的にも先進的な医療制度といわれており、諸外国では医療制度作りの目標とされています。

その権威ある英国総合診療医の学会誌の２０１２年12月号に、「より効率的で、気軽にできる健康法」としてライティングが紹介されていたのです。

トピラページには効果が期待される病気・症状も紹介されており、過敏性腸症候群、高血圧、ぜん息、関節リウマチの痛みや歩行障害、大腸がん・乳がん・前立腺がんなどが列挙されていました。大腸がん・乳がんに関しては、症状の改善と併せて医療機関の利用頻度が減少すること、ぜん息については発作時に用いるβ刺激薬の使用量が減少することも書かれていました。

さらに精神医療の分野でも、うつ病や神経症（不安症）、さらに治療が簡単ではないといわれるＰＴＳＤ（心的外傷後ストレス障害）に効果が認められているということが記載されていたのです。

日本と同じように、英国では近年、医療費の増大が社会問題となっており、いかに病気を予防するか、いかに病気にかかったときの通院日数を減らすかといったことが重要な課題となっています。

それもあって、「ライティングで病気を改善」というアプローチが注目を浴びたのだと思いますが、いずれにしても、英国総合診療医学会の学会誌で取り上げられたという事実は、ライティング研究がそこまで医学界で真剣に取り扱われているということを示唆するものでもありました。

その後、日本に帰国した私は、このライティング療法を臨床で試す機会を得ました。大動脈解離を起こした50代の男性に感情日記を書いてもらったのです。

心臓につながる大動脈は体の中でももっとも太い血管で、この血管が破れる大動脈解離は命に関わる大病です。男性は手術によって一命をとりとめましたが、とにかく二度と血管が破れないようにするには、高い状態にあった血圧をしっかりと下げることが不可欠でした。

しかし、どれだけクスリを調整しても、上（収縮期）の血圧は１７０超（㎜Hg）という危険な範囲を脱しません。そこで、この男性にライティングをすすめたのですが、その結果、クスリを調整してもなかなか下がらなかった血圧が、約３週間後には１００（㎜Hg）台前半まで下がったのです。

男性が日記を書いたのは1日15分程度でした。ご本人の承諾を得て中身を見せてもらったところ、そこには家庭や職場でのつらい出来事や苦悩が繰り返し書かれていました。

感情日記を書いていた3週間は降圧薬の変更もなければ、精神科のクスリも使わず、他のセラピーも行っていません。その中で得られたこの血圧の劇的な変化は驚くべきことであり、どこかまゆつば感を捨て切れなかった私もようやく「ライティングの効果は本物だ」と確信するに至ったのです。その後も、ライティングはクスリや運動で血圧のコントロールができない方々に試していますが、書くことでなんらかの効果が得られている人は少なくないのです。

このころから私はライティングのことを〝感情日記〟と呼ぶようになっていました。

オリジナルは〝expressive writing〟や〝emotional disclosure〟といい、日本語では〝感情筆記〟または〝筆記開示〟といった訳され方をすることが多いようです。しかし、個人的には、日本語としてちょっと不自然で耳慣れない言葉に感じます。それよりも、ストレスとなっている出来事や、過去、心に傷を負った出来事について、日記を書くような感覚で記述していく、そして、書きながら、感情的になったり、本音を出したりしていくことができる……、この作業には、感情日記という言い方のほうがしっくりすると思ったのです。

筆記や開示といったかしこまった表現だと敷居が高く感じがちですが、感情日記ならだれにでもイメージしやすく、気軽に始められそうな印象があり、モチベーション・アップにも役立ちそうだと臨床的に感じられました。

臨床で自分のことを書いた患者さんたちからも、感情日記と表現したほうが、日記感覚で気軽に始めやすいとの感想が多く寄せられました。そして、実際にペンを動かしはじめると、感情が大きく動き、途中から涙を流したり、震えたり、怒りに顔をしかめたりされる方もおられたようです。そこで、本書でも呼び名は、感情日記、日記研究、日記療法としていきたいと思います。

さて、前述の通り、欧米を中心とした諸外国では多数の日記研究が行われており、さまざまな疾患・症状との関連が報告されています。中には書くことで医師や弁護士の資格試験の成績が良くなる、数学の能力が上がる、仕事の欠勤率が下がったり、再就職率が高まったりする、パートナーとの関係性が改善するなどといったユニークな研究もあり、その裾野の広さにも驚かされます。

感情日記が病気や健康の改善に働くメカニズムには、いくつもの学説が唱えられています。

いかがわしい健康法と紙一重であるこういった医科学的な介入の効果の有無は、公平かつ客観的な科学的評価法に基づき、検証されなければなりません。その中でもっとも厳密な検証法は、RCT（ランダム化比較試験）と呼ばれるもので、被験者の人々をくじ引きでグループに分けて、効果を統計的に比較するというものです。

RCTの発祥は英国で、「ミルクティー（英国ではホワイトティーと呼ぶ）を淹れるときは、紅茶を先に入れるか、ミルクを先に入れるかで、おいしさが変わる」という、いかにも英国らしいテーマを検証する際に導入されたのがはじまりだと言われています。

日記研究においては、このRCTが多岐にわたって用いられており、有意な効果を示しているものも多数認められています。有意とは、「偶然の結果とはきわめて考えにくい」という統計学の専門用語であり、言い換えれば、感情日記のもつ健康づくりの効果や病気の治療効果は、医科学的に信頼性の高い水準にあることが示されているわけです。

また、それら複数のRCTを集めることで、より信頼性を高めたものをメタ解析と呼ぶのですが、それによれば、「感情日記には、がんの痛みさえも緩和する効果がある」という驚くべき結果さえ、信頼すべき統計数値とともに示されています。本書では基本的にRCTもしくはRCTをまとめたメタ解析の研究結果に裏付けされた信頼性の高い研究をご紹介していきます。

はじめに明記しておきますが、日記療法の多くは現代医療を否定するものでもなければ、既存の医療の代替でもありません。感情日記を書くことからは数々の恩恵が多くの人に期待できますが、万人に効果があるわけでもありません。さらに、いま現在、なんらかの病気・症状が発症しているのであれば、第一に信頼できる医科学的治療を受けることが原則です。

ただ、慢性疾患を中心に、既存の医療が完全ではないのも否めないことで、そのために多くの人々が苦しんでおられるという現実もあります。

そんなとき、たった3日間の日記がほんとうに心身に好影響をもたらすのであれば、クスリだけに頼らない、だれにでもできるプラスアルファの健康法として、日常生活に取り込んでいくことには意義があると思います。お金がかからず深刻な副作用も報告されていない健康法ですから、とにかく一度、試してみる価値はあるのではないでしょうか。

「苦しい体験をしたのは事実だが、そんな昔のことにいつまでもこだわってもしょうがない」。そんなふうに、頭では思っていたとしても、「胸につかえた感情のしこりが消えず、いまも引っかかったままでいる」、「理屈ではわかっていても、どうしても気持ちがすっきりしないため、いつまでも腑に落ちない」……。感情日記は、そんな悶々とした苦しみを抱えている人にはとくにぴったりの方法であり、高い効果が期待されると考えられています。

本書では欧米の多彩な研究を解説するとともに、健康づくりに役立つ感情日記の書き方を披露していきます。できるだけ簡単で、続けやすい方法を中心にご紹介していきますので、みなさんもぜひ挑戦してみてください。

なお、書き方の章にも明記していますが、心身になにかしらの疾患を有する人は、感情日記のメリットとデメリットを主治医と十分に相談のうえでその指示に従い実践するようにしてください。

２０１８年４月

精神科医・医学博士
最上　悠

＊Weinman J, EbrechtM, Scott S,Walburn J,DysonM. Enhanced wound healing after emotional disclosure intervention. Br J Health Psych 2008;13:95Y102

なお、医学監修として、以下の両先生にご協力をいただきました。
北海道大学大学院医学研究院循環病態内科学教室の横田卓先生（循環器内科医）
東京慈恵会医科大学臨床検査医学講座の越智小枝先生（リウマチ内科医）

また、本書掲載の図表は元のものを一般読者向けに一部改変しています。

もくじ

第3章 実践編 感情日記を書いてみよう —— 83

第5章 応用編 感情日記の書き方 Q&A ―― 227

装丁・本文デザイン　竹内淳子（慶昌堂印刷）
編集協力　萩原美智子

第1章

三日坊主の日記で血圧が下がった

日記をつければ血圧が下がる

読者のみなさんの中にも生活習慣病などの持病があり、クスリを飲み続けているという人は少なくないことでしょう。

生活習慣病の中でもとりわけ多いのが高血圧です。WHO（世界保健機関）でも世界中で急増していると報告されていますが、調査によれば、なんと、25歳以上の3人に1人が高血圧といえるのだそうです。日本人にはとくに深刻な問題で、健康保険組合連合会の『被保険者（40～74歳）の健康状態と生活習慣病に関する調査分析』では、男性は約4割、女性は約2割が高血圧と報告されています。これはもう、国民病といえるほどのレベルです。

高血圧のなにが恐いかといえば、血圧が高いと血管がもろくなったり、硬くなったりして詰まりやすくなるために、狭心症や心筋梗塞、脳梗塞など重篤な病気のリスクが高まることです。しかも、これら心臓病や脳卒中があると死亡リスクが高まることも医学的にはっきりと証明されています。

また、高血圧は、細かな血管の多い臓器である腎臓や目にも大きな負担をかけるので、腎機能が重症化し、透析を受けねばならなくなったり、失明の危機にさらされたりすることも少なくありません。健康寿命という言葉もある通り、元気に活動し、好きなものをおいしく食べながら長生きするためには、高血圧の予防・改善はまさに不可欠なのです。

ところが、意外と知られていないのですが、血圧を下げるのは口で言うほどたやすいことではありません。

一般に高血圧の治療は〝クスリ〟と〝生活習慣の改善〟の二本立てで行われます。高血圧で病院に行けば、まずは降圧剤と呼ばれる治療薬が処方されます。

しかし、高血圧治療の国際的なガイドラインを提供している『米国合同委員会（ＪＮＣ）』によれば、「クスリを飲んでいる人のおよそ4分の3は、血圧がコントロールできていない」といいます。残念なことに、せっかくクスリを飲んでも十分な治療には結びついていない人のほうが圧倒的に多いのです。

この事実を受け、ＪＮＣが提唱するのが、〝非薬物的なアプローチ〟の重要性です。「クスリがダメなら、別の方法でも」ということです。たとえば、通常は食・運動・生活リズム・喫煙習慣などの見直しが指導されます。

といっても、高血圧の原因としては、あとで述べるように精神的な影響が非常に大きいこともわかっているのですが、それについては「ストレスのない生活を送りましょう」と抽象的なアドバイスしかされないことが多いようです。「別の方法」が大事だといっても、具体的には十分に指導されていないという現状があるわけです。

しかし、ここに一つ、注目すべき方法があるのです。それが、本書のテーマである〝感情日記〟です。

欧米では日記を書くことが高血圧にどのような影響を与えるかという医学的研究が実際にいくつも行われており、効果が期待できると書かれている論文も多数報告されています。まずは、その中の一つをご紹介したいと思います。

■ 高血圧に関する研究

米・アライアント国際大学のマクガイア博士らの研究グループは、高血圧と診断された男女38人を対象とした日記研究を行った。参加者の平均年齢は40代であった。博士らは参加者をランダムに2グループに分け、Aグループには感情日記を、Bグループには日常生活の様子を書いてもらった。

所要時間 1日20分×3日連続

テーマ [Aグループ] 感情日記「個人的にストレスとなっている日常の出来事もしくは人生のトラウマ体験について」。できるだけ、他人にほとんど話したことのないテーマを選ぶ。そのときの状況および、出来事に対する考察、心に湧き上がってくる気持ちを文章で表現する。

［Bグループ］日常日記「どのような日常生活を送っているかについて」。

感情にはふれず、事実のみを書く。

この作業を通じ、Aグループの参加者からは、一時的にネガティブな感情の高ぶりを感じたと報告された。

1カ月後の血圧測定で、感情日記を書いたAグループの平均は、開始前の141・8／90・3㎜Hgから、やや高めながらも正常範囲である134・1／86・9㎜Hgへと明らかな低下が認められた。その後もしばらく血圧は正常範囲内を保ったが、4カ月後の測定時には上の収縮期血圧は実験前とほぼ同じ140・8㎜Hgに戻っていた（下の拡張期血圧は86・4㎜Hgとほとんど不変）。ただし、参加者のうち、〝アンガーイン・タイプ〟の人々は、4カ月経過後もまだ下がった数値を保っていた。

高血圧に対する感情日記の効果

平均血圧の変化（単位：mm Hg）

Aグループ（感情日記）	開始時 141.8/90.3 → 1カ月後 134.1/86.9（−7.7/−3.4）
Bグループ（日常日記）	開始時 139.5/90.0 → 1カ月後 136.2/87.9（−3.3/−2.1）

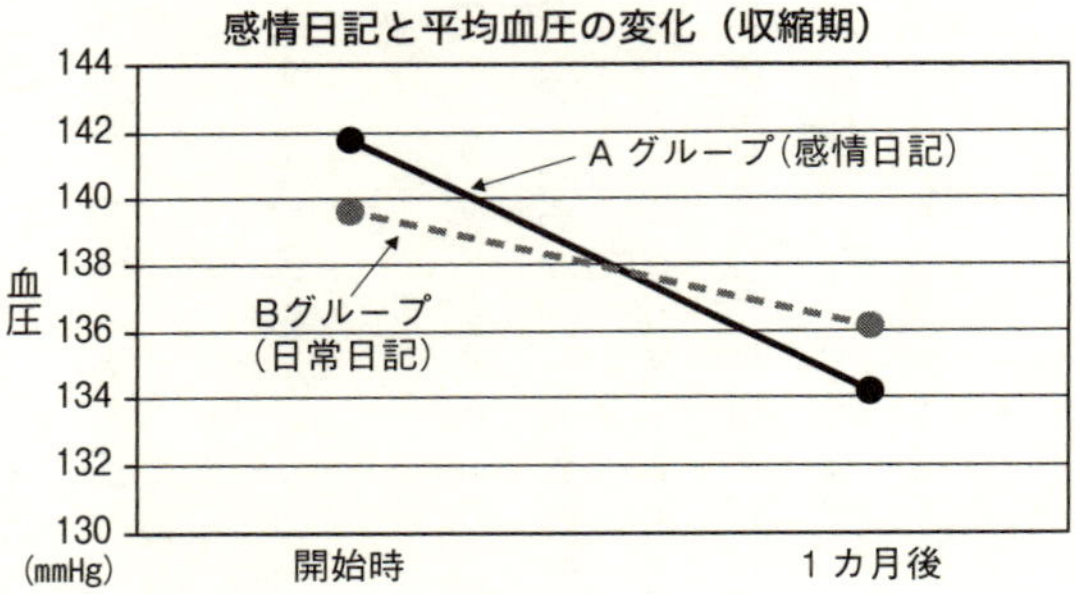

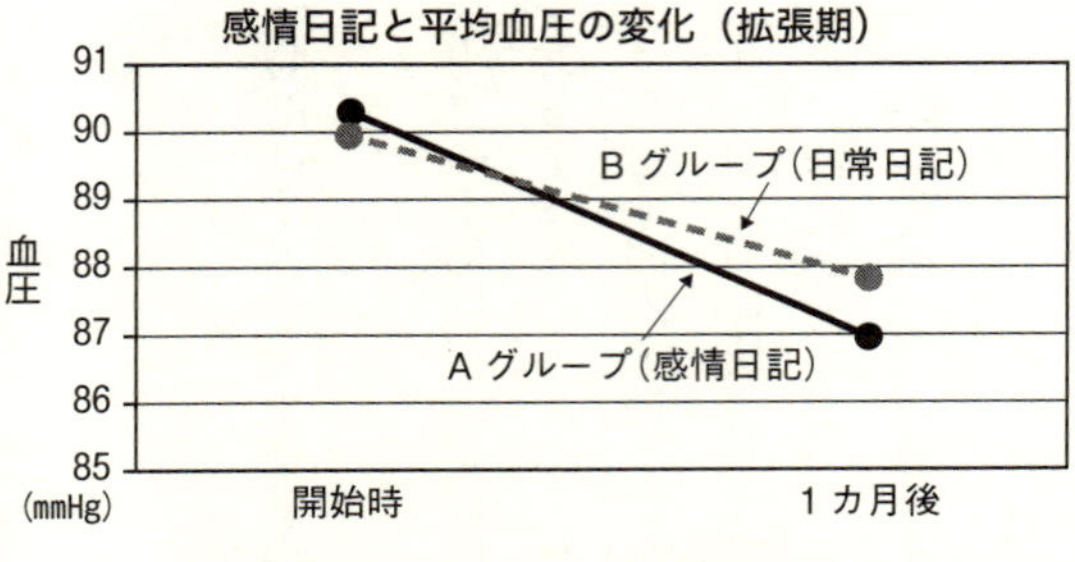

感情日記のグループはどちらも血圧が下がった

［出典］McGuire, K. M., M. A. Greenberg, et al. (2005). “Autonomic effects of expressive writing in individuals with elevated blood pressure.” J Health Psychol 10 (2): 197-209.2005

ご存じのとおり、血圧には俗に〝上〟と〝下〟と呼ばれる数値があります。上は心臓がポンプとして血液を全身に送り出すときの収縮期血圧で、血管にかかる圧力はもっとも高くなります。下は全身をめぐった血液が心臓に戻るときの拡張期血圧で、心臓が膨らむ分、血管への圧力はもっとも低くなります。

血圧は上も下も高くてはいけませんが、この実験で、感情日記を書いたグループの血圧は、1カ月後に上は平均で7・7㎜Hg、下は平均で3・4㎜Hg、それぞれ有意に低下するという結果が医学的に示されました。

この数字をみなさんはどのように見るでしょうか。「下がるといっても、ほんのちょっとなんだね」という方もおられるかもしれません。

しかし、厚生労働省の『健康日本21』の試算によれば、国民の平均血圧が平均2㎜Hg下がると、脳卒中による死亡者数は年間に約1万人減り、日常生活に差し障るような症状や後遺症をもつ人の発生は約3500人減らすことが期待されると報告されています。また、狭心症や心筋梗塞といった循環器疾患による死亡者数も、年間に2万人減らすことが期待できるとしています。

そうやって考えると、「三日坊主の日記で、参加者の血圧が平均7・7㎜Hg下がった」というのはなかなかすごいことだと思いませんか？

また、4カ月後、参加者の収縮期血圧は日記を書く前の数値に戻っていましたが、〝アンガーイン・タイプ〟の人々は血圧が下がった状態を保っていたことは興味深い事実です。

〝アンガーイン・タイプ〟とは、いやなこと、腹立たしいことがあっても怒りを表に出さず、心の中に収めておくタイプの人々のことをいいます。ネガティブな感情をあまり表現しないので、そのぶん、ストレスをためやすいともいえますが、そのタイプの人たちには日記の効果が長期にわたって続いたのです。

ちなみに、高血圧の原因となる動脈硬化の原因としては、糖尿病・コレステロール・喫煙・肥満・高尿酸血症などさまざまに挙げられていますが、じつはもっとも影響が大きいのは、〝タイプA〟と呼ばれる性格面によるものだということがいくつもの研究によって示されています。

これは、せっかちだったり、怒りっぽかったり、競争心が強かったり、人に敵意を抱きやすかったりという行動パターンが多いタイプの人をさします。ここからも、怒りの感情の適切な処理は重要だということがわかります。

厚生労働省の『平成22年　国民生活基礎調査の概況』によると、高血圧は病院通いしている人の「通院理由」の第1位にランクインしています。

高齢化が加速する日本社会において、65歳以上の人々の医療費の約3割を占めるのも、この高血圧と、それに伴う虚血性心疾患や脳血管障害等の治療費で、これらの病気は要介護となる要因の約2割を占めています。

ということは、三日坊主の日記には、年々、深刻化するわが国の医療費の問題までも解決する力があるのかもしれないのです。感情と血圧に関する考察は、第4章でさらに詳しく進めていきたいと思います。

日記をつければ手術後の傷の回復が早い

子どもはしょっちゅうケガをしますが、傷が治るのがとても早く、しかも、傷あとがきれいになくなってしまって驚きます。

私たちも昔はそうだったのですが、残念ながら、年齢を重ねるにつれ、治るのには時間がかかるようになっていきます。

すり傷や切り傷を負うと、人間の体は自らのもつ修復機能を使って元の状態に戻そうとします。具体的には、免疫細胞や活性酸素が傷口からの細菌の侵入を防ごうとしたり、かさぶたを作って傷口をふさいだり、新しい皮膚を作ったりということをしています。

それがだんだん遅くなるのは、皮膚の新陳代謝や、皮膚再生に必要な物質の産生能力が年齢とともに低下するためです。そして、修復作業が遅れると、傷ついた部分が新しい皮膚で覆われるのにも時間がかかり、傷あともなかなか消えません。

この老化現象はだれにでも起こることですが、さらに糖尿病などなんらかの要因により、免疫反応に不具合が生ずることがあります。体を守る働きが十分に機能しなくなるため、傷口の回復が遅れたり、細菌などに感染しやすくなったりしてしまうのです。

さらに、この傷口の回復には精神的な影響も関係するということが知られるようになっています。まずは、日記を書くことによって傷の治るスピードが早くなるという研究がありますのでご紹介しましょう。

■傷の治癒に関する研究

ニュージーランド・オークランド大学のコシュワネス博士らは、49人の健康な高齢者（60歳以上）を対象に、日記と傷の回復に関するＲＣＴ（ランダム化比較試験）を行った。

博士らは参加者をランダムに2グループに分け、Aグループには感情日記を、Bグループには日常的な活動についての文章を3日にわたって書いてもらった。日記はそれぞれ自宅など静かな環境で、つづりや文法の間違いは気にせず、思いのままに書くよう指示された。その後、局所麻酔の下で、それぞれ利き腕の反対の二の腕（上腕）の皮膚に小手術に使う検査道具で直径4㎜大の穴を開け（生検）、その治癒の経過が観察された。

所要時間　1日20分×3日連続

テーマ　[Aグループ]　感情日記「人生においてトラウマになっている体験、もっとも動揺した経験について」。できれば、他人に知られていないことをテーマに選ぶ。その出来事のことと併せ、自身の考え、感情も掘り下げて書く。

[Bグループ]　日常日記「明日の活動予定について」。感情、意見、信念にはふれず、事実のみを書く。

治療の経過は、人工的に空けられた皮膚の穴が、再生した皮膚によって完全にふさがれた状態になった人数の割合および傷の大きさの測定によって行われた。

傷の治癒に対する感情日記の効果

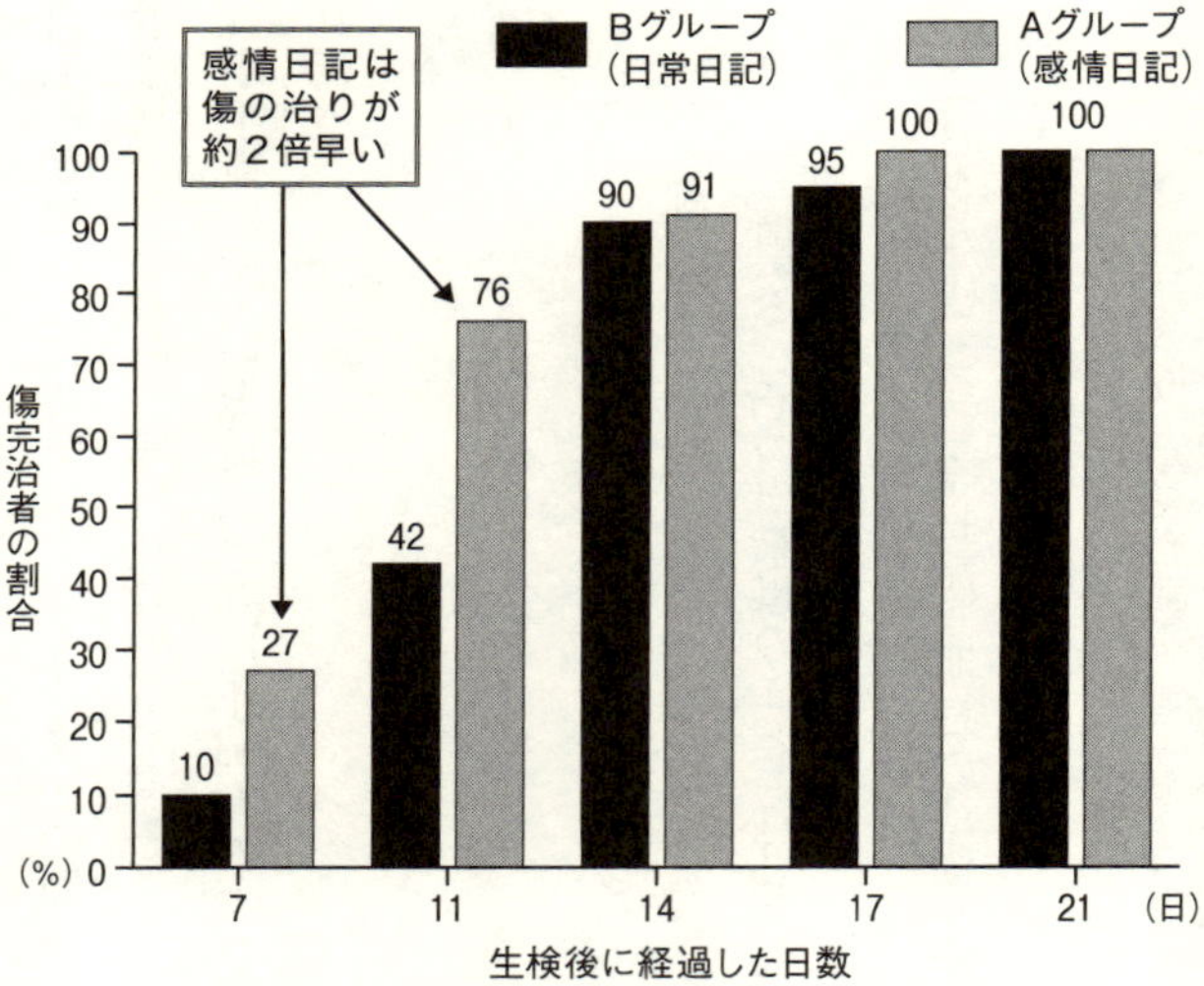

［出典］Koschwanez, H. E., N. Kerse, et al. (2013). "Expressive writing and wound healing in older adults: a randomized controlled trial." Psychosom Med 75 (6): 581-590.

３週間にわたって追跡評価が行われたところ、とくに最初の２週目までは感情日記のAグループは日常日記のBグループに比べて、約2倍の早さで傷の回復が進んでいることが認められた。一方、２週間経過以降は両グループの差はなくなっていた。

ケガの直後は、痛みがあったり、化膿しやすかったりするので、とくに回復期の前半に傷の治るスピードが早まるというのはありがたいことといえそうです。そして、傷の治りが早いということには、もう一つ大きな恩恵があるのですが、みなさん、それはなんだと思いますか？

答えは、外科手術を受けたときの回復が早まる可能性を秘めているということです。手術の傷が早く回復するなら、病気そのものの予後に好影響があることも期待できます。

手術以外でも、内臓の粘膜が傷ついて起こる胃潰瘍や十二指腸潰瘍、小さな傷が原因となって発症する糖尿病の足潰瘍などの改善・予防にも感情日記が役立つことが期待されており、この視点からの議論は専門家の間でも行われています。

日記と傷の研究はこの実験以前にも多数行われており、それらを分析してみても、日記を書いてから2～3週間の間、効果が得られやすいことがわかっています。これは、書いてから2～3週間にわたり「効果が持続する」ということでもあり、その後も2週間程度の周期で繰り返し日記を書いたとしたら、回復期の後半にも好影響が続くという可能性も議論されています。

傷の治りを早くする他の方法としては、エクササイズに効果があることが知られています。その研究は、参加者に有酸素運動であるエアロバイクを1時間×3日間、漕いでもらうという方法で行われました。運動強度は70％。そこそこキツい運動です。

これによって、一定の成果が得られたわけですが、1日1時間は長いし、運動が苦手な人や重症者、年配の人にとっては負担の大きい方法です。それに比べたら、1日20分程度の三日坊主日記のほうがずっとお手軽だとは思いませんか。

日記をつければ腰痛が和らぐ

痛みの中にはケガや病気が治ったのにいつまでも持続するものがあり、それらの痛みは〝慢性痛〟と呼ばれます。

慢性痛に悩まされる人は多く、2005年に大分大学医学部で行われた大規模調査では、日本人の慢性痛の保有率は約13・4％と報告されました。これは7・5人に1人であり、日本の人口から試算すると、じつに1700万人がこの長く続くつらい痛みを抱えているということになります。

「痛むのなら、市販の痛み止めを飲めばいいのではないか？」と思われるかもしれませんが、じつは慢性の痛みのメカニズムはそう単純なものではなく、〝治療抵抗性〟の症状であることも少なくありません。〝治療抵抗性〟とは、本来はその病気・症状に対して有効であるはずの治療法を使っても効果が見られなかったり、だんだんと効果が弱まっていったりしてしまう状態をいいます。つまり、痛み止めを飲んでも効かなかったり、効き目がわずかだったりするというわけです。

慢性痛の治療はそれだけ難しいといえますが、しかし、その痛みを感情日記によって和らげることができると聞いたら、みなさんは驚かれるのではないでしょうか。

慢性痛は体のさまざまな部分に起こり、たとえば、片頭痛・腹痛・肩痛・腰痛・関節痛などの形で現れます。

前述の大分大学の調査によれば、中でももっとも多いのが腰痛で58・6％、２番目は肩痛で38・7％でした。原因別の統計では、〝原因不明の腰背部痛〟がもっとも多く、慢性痛全体の48・9％を占めています。また、別の調査*1では、すべての腰痛のうちじつに85％は、検査をしても原因は不明であったと報告されています。

何カ月も続く痛みは非常につらいものですが、実際、慢性痛のために「仕事・学業・家事を休まざるをえなかった経験をもつ」と答えた人は34・5％にのぼりました。

3人に1人というこの数字は日本の労働人口の減少にも大きな影響を与えると考えられています。また、在日米国商工会議所によれば、病気による労働生産性の低下により、日本国内では年間3兆3600億円もの経済的損失を出していると試算されています。その二大要因のひとつとして示されているのが、肩痛・腰痛・片頭痛などの慢性痛なのです。

慢性痛のつらさは、痛みが思うようにコントロールできないことにもあります。大分大学の調査では、医療機関で治療を受けていても、「満足のいく程度に痛みが和らいだ」とする人はわずか22％。十分に痛みが取れたと思っている人は4人に1人もいないのです。

そのため、慢性痛に悩む人は医療への不満をもっていることも少なくなく、また、「この痛みとは一生つきあっていかなければならない」と半ばあきらめている場合も多いといわれます。

さて、人間の体を支え、動作を可能にしているのが筋骨格系という体の器官です。骨格を形成する骨および筋肉・腱・靭帯・関節・軟骨などから構成されるもので、慢性痛が起こる部位ワースト1の腰はまさにその代表です。この筋骨格系の慢性痛への日記の影響を調べた研究があります。

■ 慢性痛に関する研究

米・ペンシルバニア州立大学のグラハム博士らは、６カ月以上にわたって慢性痛が続き、大学病院の慢性痛専門外来に通院して薬物療法等の治療を受けている患者１４８人を対象とした日記研究を行った。

参加者の疾患には、ケガ（57・２％）、関節炎（22・４％）が多く、痛む部位は背部（65・５％）、肩・腕（41・８％）、首（14・５％）、お尻・骨盤（11・５％）、手足（12・７％）、頭（９・２％）、全身（６・９％）という内訳であった。このうち76・１％の人々は、痛み止めの薬物治療のみを行っていた。

博士らは参加者をランダムに2グループに分け、Aグループには多くの感情を綴った手紙を、Bグループには翌日の予定等に関する手紙を書いてもらった。

所要時間　1日20分×2回、1回目と2回目の間には2週間半をおく

テーマ　［Aグループ］怒りを感じた相手（人・対象物）への手紙「自分がどのように怒っているか、その怒りによって心身にどんな反応が出たか、どのようにしてもらったらその怒りは少しはましになるかということについて」。出来事ではなく、感情に焦点を当てて手紙形式で書く。

慢性痛に対する感情日記の効果

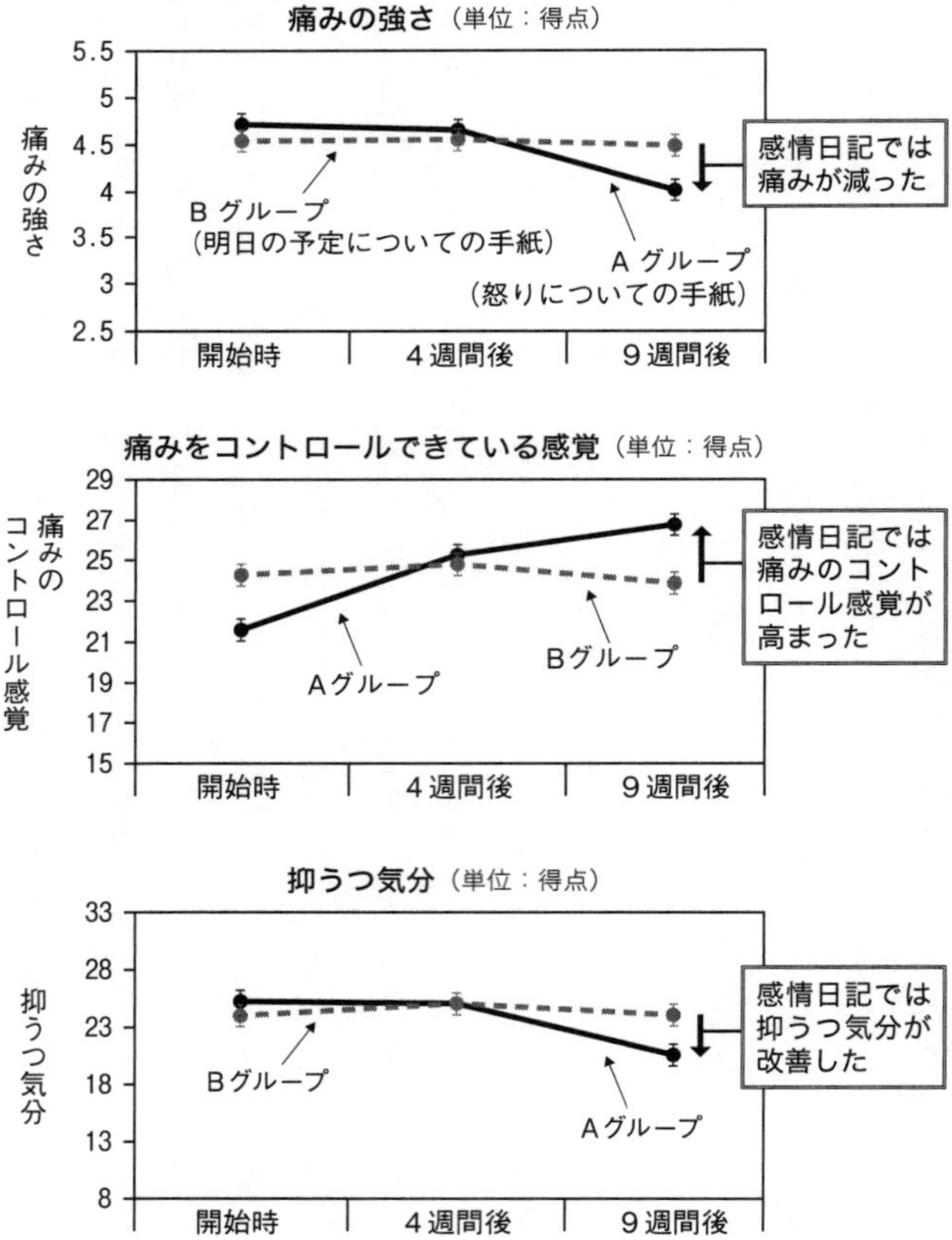

［出典］Graham, J. E., M. Lobel, et al. (2008). "Effects of written anger expression in chronic pain patients: making meaning from pain." J Behav Med 31 (3): 201-212.

［Bグループ］適当に選んだだれかに明日の予定を伝える手紙「明日、予定していることの具体的な内容・計画について」。手紙形式で、感情は排除して淡々と書く。

手紙を書いてから4週目まで、両グループの慢性痛の痛みの度合いには変化は現れなかったが、9週間後、感情日記グループには、「痛みが減った」、「痛みをコントロールできている感覚を得られた」、「抑うつ気分が和らいだ」という3つの有意な変化が認められた。

日記研究では、日常生活のストレスとなった出来事について書いてもらうケースが多いのですが、この実験で興味深いのは、〝怒り〟を感じた経験に焦点を当てている点です。血圧の話の中でふれた〝怒り〟が、またここにも出てきたわけです。

心理学には「怒っている人は、困っている人」という言葉があります。よく知られていることですが、怒りとは多くの場合、他の別の感情の上に発生する二次的な感情であり、その背後には悲しみや不安といった本音が隠れているといわれます。この最初に感じるほんとうの感情を一次感情と呼びます。

そして、慢性痛は一次感情に代表されるような〝心の痛み〟と強い結びつきがあると考えられており、なかなか消えない痛みに苦しむ患者の心の奥底には、「痛みの原因を作った事故などの加害者」、「苦しみを理解してくれない周囲の人々」、「痛みの改善のために効果的な対応をしてくれない医療者」などへの怒りや悲しみの感情も存在すると考えられています。

グラハム博士らの分析でも、「怒りの感情を言葉として明確に意識したことが、痛みの改善に結びついていたこと」が報告されています。また、〝ラベリング*2〟という方法において、感情に名前をつけることで気づきが生まれ、癒し効果が得られることも示されました。そして、やはり怒りの表出量の多かった人ほど前述の3つの変化も大きかったということが明らかになっています。

*1 [出典] 服部政治「日本における慢性疼痛保有率」『日本薬理学雑誌 Vol.127』(2006) No. 3 p.176-180、菊地臣一「腰痛 —— 二足歩行の宿命なのか?」『NHKスペシャル 病の起源1 睡眠時無呼吸症/骨と皮膚の病/腰痛』NHK「病の起源」取材班編著(NHK出版)p.100-131 (2009)
*2 [出典] ラベリング:ネガティブな感情を和らげる方法の一つ。漠然と感じている感情に、不安、恐れ、怒り、苛立ちなどのラベル(名前)をつけていく。自分の感情を見える化することで、その感情がもたらす影響を減らすことが期待できる。

第2章

病気が悪化する背景に〝感情〟があった

心と体は密接につながっている

第1章を読んだみなさんのほとんどが、「日記で血圧が下がるなんて信じられない」とか「日記と腰痛がどうつながるのかわからない」という感想をおもちでしょう。じつは他にも種々の疾患への効果が示されており、そちらを先に知りたい方は第4章をご参照ください。

ここではまず、日記を書くことが私たちの心身にどう作用するのかということをお話ししていきたいと思います。

じつは日記研究のほぼすべてが同じ一つの仮説に立脚しています。

それは、「日記を書くことが、心の奥底の感情にふれる機会になる」、それによって「精神的ストレスが和らいで、体が健康的な働きを取り戻す」というものです。第1章でご紹介した3つの研究にも出てきたとおり、まさに〝感情〟がキーワードなのです。

日記を書くことで、心の奥底の感情にふれる
↓
抑えられていた感情が解放される
↓

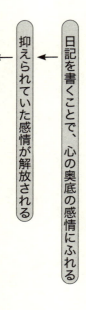

精神的ストレスが和らぐ
↓
自律神経系・内分泌系・免疫系のバランスが回復する
↓
病気・体調不良が改善する

たとえば、高血圧に関しては、米国合同委員会（ＪＮＣ）も「感情のストレスは血圧を直接的・急激に上げる」と明言しており、また、米・ハーバード公衆衛生大学院とロチェスター大学が共同で行った調査では、「感情を抑圧していると早死にする」という驚くべき報告もなされています。それによると、感情を押し殺すタイプの人は、そうでない人に比べて、若くして亡くなる確率が35％も高いとのことで、死亡原因別では心臓関連の病気が47％増、がんが70％増というデータが示されています。

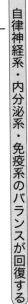

日記研究で重視される〝感情〟とは主にネガティブなもので、その種類は不安・恐れ・怒り・悲しみ・淋しさ・羞恥心・罪悪感・嫉妬心・空しさ、劣等感などさまざまです。

私たち人間の感情には、残念ながらポジティブなものよりネガティブなもののほうが質量ともに圧倒的に多いといわれます。また、ポジティブな感情は一瞬で消えていくことが多いのに対し、ネガティブな感情は消えずに残りやすいという特徴もあります。私たちがしばしば感情に苦しめられるのは、そんな感情の性質によるところも大きいのです。

そして、詳しくはあとでお話ししますが、ネガティブな感情への対処がうまくいかないと、苦しみを大きくし、心身の健康にも影響を与えると考えられているのです。

ところで、「感情の解放が心身の健康の回復に役立つ」という考え方を逆説的に捉えてみると、そこにはこんな示唆があることに気がつきます。それは、「感情が病気・症状を悪化させる」ということです。

感情と健康の関係は心理学的にも古くから研究されてきたことで、精神分析学の創始者フロイトも、「つらい感情の抑圧が心の病気を作り、それを解放することで病気を治すことができる」と唱えました。最先端の現代科学に至るまで、このテーマには多くの研究者が取り組んでおり、「感情面のストレスが、心臓疾患をはじめとしたさまざまな病気・症状に関係している」ということは高い信頼性で証明されています。

これを読んでいるみなさんも、「仕事のプレッシャーで胃が痛む」、「感情的になったら血圧が上がった」などの経験があれば、感情と体がつながっていることは実感としておわかりになるでしょう。また、最近の報告によれば、とくに痛みは人間の感覚の中でももっとも心理的な影響を受けるものの一つだともいわれているのです。

精神的ストレスが〝生きるための脳〟の調子を狂わせる

それでは、感情はどのようにして私たちの健康に影響を及ぼすのでしょうか。それを解き明かすには、まず脳の仕組みを知ることが必要です。

３つの脳

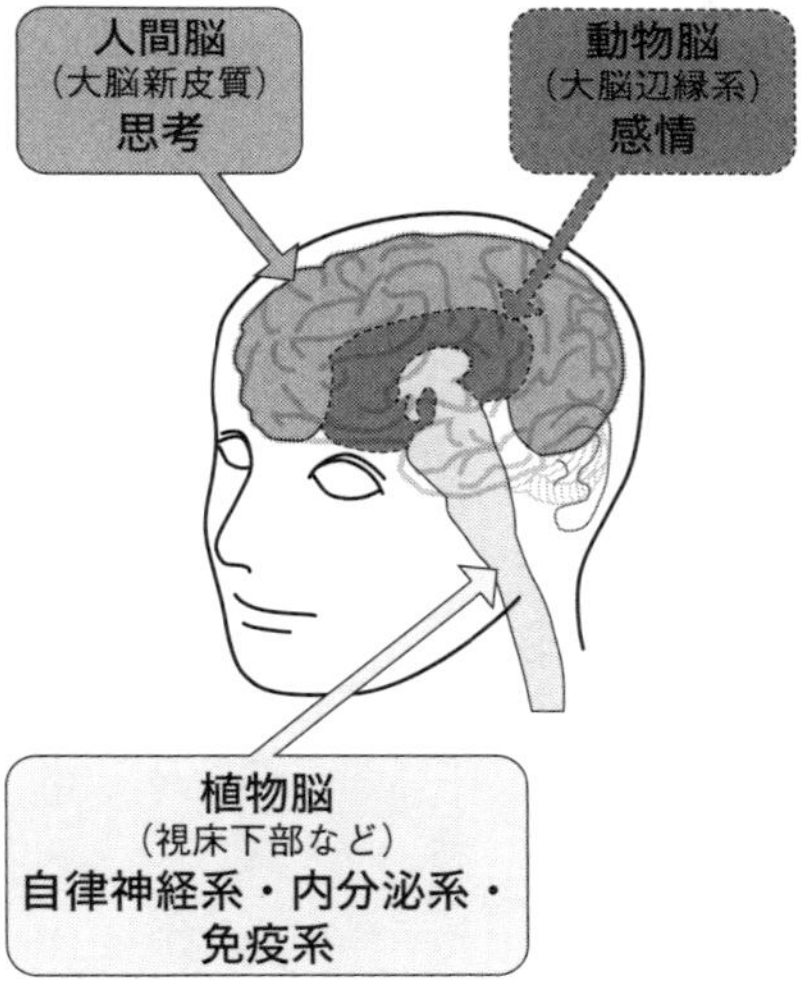

私たちの脳は大きくは3つに分けることができます。生命の進化の過程と同じ、植物脳・動物脳・人間脳と呼ばれるものです。

脳のいちばん外側にあるのが人間脳です。大脳新皮質のことで、他の動物に比べ、ヒトだけが突出して発達している部分です。高度な知覚・記憶・理性・言語機能などを司っていることから〝考えるための脳〟ともいわれます。

その内側にあるのが、動物脳である大脳辺縁系です。ここでは、どの動物にも備わっているような原始的な感情の反応を司っており、〝感情の脳〟とも呼ばれます。ちなみに、辺縁とは〝はしっこ〟のことで、この動物脳はドーム状をした大脳の底の部分に位置します。

この動物脳の真下にあるのが植物脳です。呼吸、血液・体液の循環などに関わる〝生きるための脳〟で、なかでも視床下部と呼ばれる部分は、自律神経系・内分泌系・免疫系のコントロールという重要な機能を司っています。ふだん、私たちはまったく意識していませんが、これら生命維持に関わる機能がこの脳によって適切に働いているからこそ、健康も保たれているわけです。

■視床下部が関わる機能

自律神経系：

交感神経・副交感神経からなる。交感神経は心拍数や血圧を上げて、体が活動しやすいアクティブ状態を作る役割を、副交感神経はそれらを低下させ、リラックス状態を作る役割を担う。両者がバランスよく働きながら、身体の健康を保っている。

内分泌系：
血液中にさまざまなホルモンを分泌し、全身のさまざまな機能をコントロールすることで、成長から生殖までさまざまな過程に影響を及ぼしている。

免疫系：
ウイルスや細菌から体を守る機能のこと。この機能が低下すると感染症やがんなどの発症リスクが高まる。反対に過剰に活性化すると不要な免疫反応が起き、花粉症などのアレルギー、関節リウマチなどの自己免疫疾患の要因となる。

しかし、感情のストレスがかかるとこれらの機能のバランスが崩れ、心身の健康に影響を及ぼすことがあります。

ストレスはまず、人間脳である大脳新皮質が認知します。起こった状況に対し、「いやだな」、「どうしよう」と考えるわけです。すると、それに影響されて、動物脳である大脳辺縁系に不安・恐れ・怒りなどの感情が湧き出して、植物脳の視床下部などが冷や汗や動悸、涙を流すといったそれに応じた身体反応を起こします。

その一連の流れは正常な反応といえますが、たとえば、簡単に解決しない悩みを人間脳（大脳新皮質）が悶々と認識しつづけたとき、大脳辺縁系に生み出された不快な感情が消えない場合があります。すると、植物脳（視床下部など）も身体反応を起こしつづけさせるため、自律神経系・内分泌系・免疫系の機能がバランスを崩します。それによって、さまざまな病気や症状が起こるというのが、ストレスが体に影響を与える際の道筋です。

ちなみに、ストレスを受けてから身体反応が現れるまでの時間は、自律神経系・内分泌系はわずか数秒から数分、免疫系は数カ月だといわれます。

■ストレスが影響するプロセス

ストレスとなる出来事・状況

↓

人間脳（大脳新皮質）

思考：「いやだな」、「どうしよう」……

↓

動物脳（大脳辺縁系）

感情：不安・恐れ・悲しみ、怒り……

植物脳（視床下部など）←
反応：自律神経系・内分泌系・免疫系の不調
↓
さまざまな病気・症状

といっても、悩みを抱えてつらいときにつらい感情が続くというのは健全なことであり、いくら苦しかったとしても、それだけによって病気・症状が生じたり、悪化したりということは通常はほとんどありません。

問題となるのは、動物脳（大脳辺縁系）で感じたネガティブな感情が、自分ではコントロールできないほど膨れ上がってしまったときです。そんなとき、処理しきれなくなった植物脳（視床下部など）には、イレギュラー反応が起こりはじめます。そして、自律神経系・内分泌系・免疫系それぞれのバランスが崩れ、体にもさまざまな影響をもたらすのです。

では、膨れ上がってしまった感情とはどのようなものなのでしょうか？　次の項でご説明しましょう。

ネガティブな感情がふくらんだときは要注意

なんらかの出来事があったとき、最初に生じてくる感情を〝一次感情〟といいます。喜怒哀楽のように瞬間的に出てくる素の感情で、別の言い方をすれば、動物でも感じられる原始的な感情ということができます。

たとえネガティブな感情であれ、この一次感情をありのままに感じているうちは問題が起こることはありません。なぜなら、きちんと感じた一次感情は通常自然に消えていくことがわかっているからです。しかし、ときとしてその感情はありのままではなくなり、強くなりすぎたり、長引きすぎたり、広がりすぎたりといった二次反応を生ずることがあります。

二次反応としての感情（二次感情）とは、必要以上に膨張した怒りや恐れ（強すぎる）、いつまでも引きずってしまう悲しみや憎しみ（長引きすぎる）、なにを見ても聞いても感じてしまう八つ当たりの怒り（広がりすぎる）などがその一例で、このふくらんだ感情によって苦しみがいっそう大きくなってしまうことも少なくありません。

■感情の二次反応（二次感情）

強すぎる

- 激しい怒りなど、
  コントロールすることが難しい感情。
- 本来はそこまで深刻ではない状況なのに、
  心の中でどんどん大きくなる不安・恐怖など。

長引きすぎる

- いつまでも引きずり、消えない悲しみ・憎しみなどの感情。
- ショック体験によるトラウマ（心の傷）など、
  長年にわたって抱えている感情。

広がりすぎる

- なにごとにも腹が立つ八つ当たり。
- あらゆることに悲観的になったりと、
  本来、その感情を作った出来事とは
  関係のないことにまで影響が広がってしまう。

また、ふくらむだけではなく、最初に感じる一次感情に遅れて、別の新たな感情が湧き上がってくることもあります。

たとえば、仕事上でなにかがうまくいかず、イライラしたり、怒鳴ったりしている人がいるとしましょう。この人の感情は今、怒りのモードにあるわけですが、第1章で「怒っている人は、困っている人」というお話をした通り、怒りの背後には別の感情が隠れていることがよくあります。

この人の場合もはじめから怒っていたのではなく、最初は、うまくいかないのでこれからどうしようかという戸惑いや不安、うまくできなかったことで生じた悲しみなどの感情が生じたはずです。そして、その感情がうまく収束できない中で、思うようにいかない状況や、ふがいない自分、手助けしてくれない同僚などに対する腹立たしさが別の感情を作ってきたわけです。

つまり、この例では戸惑い・不安・悲しみなどが一次感情で、怒りはあとから出てきた二次感情となります。

ほかの例を挙げれば、帰宅が遅い子どもをひどく叱り過ぎてしまったことを後悔している母親がいたとしたら、過度の怒りや罪責感、自己嫌悪は二次感情であり、実際は子どもを心配する不安な気持ちが一次感情と言えそうです。

また、恋人に浮気されて激しい怒りや絶望感が湧き起こっている人の場合も、じつは最初に感じたのは裏切られた悲しみだったかもしれません。そして、怒りや絶望感はそのあとで湧き上がってきた二次感情だったということもあるでしょう。

■ 一次感情と二次感情

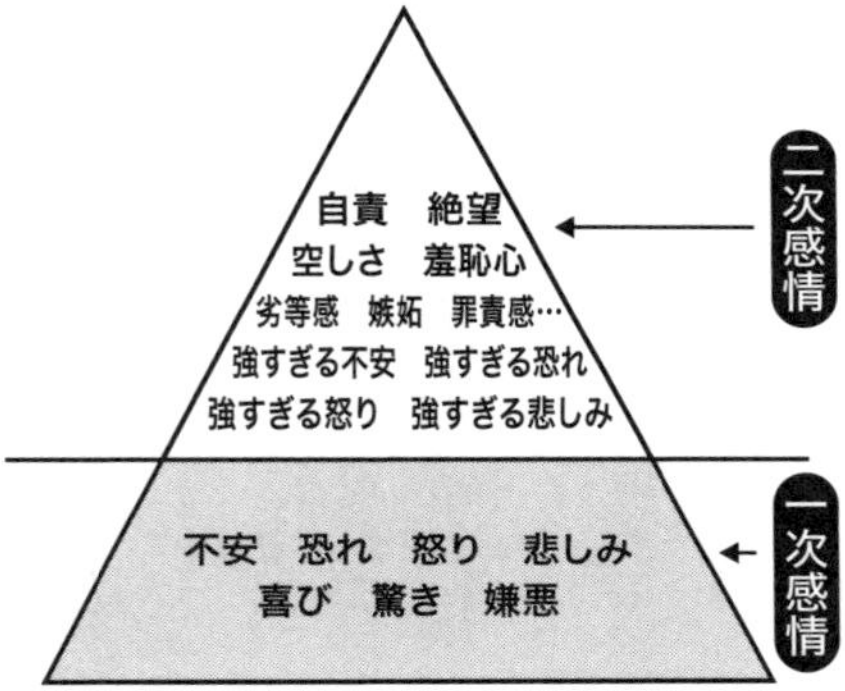

二次感情
一次感情に続いて生じてくる人工的な感情。
自分でも気づきやすく意識しやすい

一次感情
瞬間的に出てくる本能的な感情。
自分では気づかずに隠れていることがある

一次感情が不適切にふくらんでしまったり、新たな感情がさまざまに湧き上がってきたりといった二次感情の出現は、「一次感情を十分に感じられなかったとき」だと考えられています。

たとえば、非常に悲しい出来事があったときや、恐れの気持ちがあまりにも強いとき、その感情を感じるのは耐えきれないほどつらいことなので、人はそこから目をそむけ、あえて感じないようにしようとすることがあります。

小さな子どもが親を失ったときに、悲しみをまったく感じないことがあるのもその一例です。この場合、悲しいという感情は感じないのに、「自分がいい子じゃなかったから、親がいなくなってしまった」と考え、過剰な罪責感に苦しんでしまったり、衝動のコントロールがつかなくなって、学校でほかの子に暴力をふるったりしてしまうといった現象が生じることがよくあります。

また、現代社会に生きることは、ありのままの感情表現がしづらいということであり、日ごろからいやな感情を感じてもがまんすることがクセになっているという人は少なくありません。怒りを感じていても笑顔で相手に接したり、悲しい出来事があっても平気な顔で仕事をしていたりという経験はみなさんにもあるのではないでしょうか。

さらに、親が神経質で、理不尽に機嫌が悪くなったり、干渉してきたりすることがよくあったという人もいらっしゃるでしょう。この場合は、いつも親の顔色をうかがって子ども時代を過ごしていたために、感情を押し殺す習慣が身についたということも多いようです。

これらさまざまな要因から一次感情を十分に感じることができなかったとき、二次的にふくらんだ感情や新たな感情が私たちを苦しめます。二次感情はいわば人工的に作られるものであり、一次感情と違って自然には消えていきませんので、どれだけ感じても収束には向かわず、結果として心身を蝕みつづけます。

自分を過度につらくさせる二次感情が生じているときには、無意識に一次感情を回避するために、とくに次の二つの傾向が認められることが多いと知られています。

一つは一次感情からの回避パターンとして、「過去や未来に注意が向きがちである」という傾向です。たとえば、過去のことにばかり何度も思いを馳せてしまうような場合は、後悔の気持ちがふくらみ、抑うつ状態を呼びやすいといわれます。また、将来への懸念ばかりが頭を去来し、その打開策が見つからない場合は、不安や恐怖が呼び起こされると考えられています。

一次感情からのもう一つの回避パターンは、「物事を過度に決めつけすぎる」という傾向で、現実を客観的に見るのではなく、抽象的に捉え、かつ断定的な判断を行うという特徴があります。たとえば、「自分はダメな人間だ」「どうせ自分なんて魅力はない」「あいつは自分を陥れている」といった自責的や他罪的な決めつける考えばかりが浮かんでくるために、激しい気持ちを生み出すようになってしまいます。

一次感情と二次感情はあくまでも概念上の区分であり、そのとき感じた感情がどちらにあてはまるのかは厳密に分けられないこともあります。

それでも、つらい気持ちが生じているときは、「いま、自分が感じている感情は、一次と二次のどち寄りだろうか？」と考えてみてください。それが二次感情だと思われたなら、「過去や未来を考えすぎることで、苦悩が必要以上にふくらんでしまった感情だ」、「現実から離れ、抽象的に断定的に自分を責めることから生まれている感情だ」との気づきを得て自分を俯瞰することで、それ以上、その感情に無意識に巻き込まれずにすむことが可能となります。

ちなみに、怒りを例にとれば、一次感情に近い怒りであることも、二次感情として生じてきた怒りであることもあります。そこで、自分が感じている感情が一次感情と二次感情のどちらなのかということを見極めるときは、「うちのペットの猫や犬（動物）だったら、この感情は感じるだろうか？」と考えることが役立つ場合もあります。たとえば、「大切な人を失って、私がいま感じている悲嘆は、うちのポチでも同じ状況のときに感じるような直感的な感情だ。つまり、これは一次感情だろう」、「いま、自分は羞恥心や罪責感を強く感じている。こんな感情はうちのタマは感じないはずだから、二次感情だろう。じゃあ、奥底に隠れている一次感情はなんなのだろう？」と考えてみるわけです。

二次感情が湧いてくるときは、感情のほかにも、「過去のことについて後悔ばかりして、くよくよと悩む」、「将来についての懸念ばかりが頭に浮かび、悶々としてしまう」、「自分なんてダメだと決めつける」といった〝二次的な思考〟が湧いていています。さらに、暴飲暴食・衝動行為・暴力的行動によってストレス解消をするなどの〝二次的な行動〟、「呼吸が浅くなる」、「痛みや疲労が強まる」などの〝二次的な身体反応〟を伴うことも少なくありません。

通常はこれらの思考・行動・身体反応が二次感情と複雑にからみあい、膨張しながら、Ｐ54の図１のようにさまざまな二次反応を形成します。二次反応がふくらめばふくらむほど、Ｐ55の図２の上図のように二次感情や二次思考は極端になっていき、うつ病や不安症などの心の病を発症しやすくなります。

また、二次的な行動が極端になると、暴飲暴食で健康を害したり、社会生活や人間関係に支障をきたしたり、ストレスによる問題行動が起こったりもしがちです。また、二次的な身体反応が極端になってくると、身体的な病的症状の悪化を招くと現代医学では考えられるようになっています。

■二次反応

強い苦痛からの回避、もしくは社会的な制約のために、一次感情を十分に感じきれていないとき、心身には極端な二次反応が生じる。二次反応は、感情・思考・行動・身体反応が複雑にからみあいながらふくらんでいく。その二次的な身体反応の一環として、植物脳のイレギュラー反応が引き起こされ、身体疾患の悪化の要因となる。

・過度の二次感情：強すぎる、長引きすぎる、広がりすぎるといったように、適切に

図1　一次感情と二次反応の具体例

昔、強盗に入られたことのある人が物音に気づいたときの例

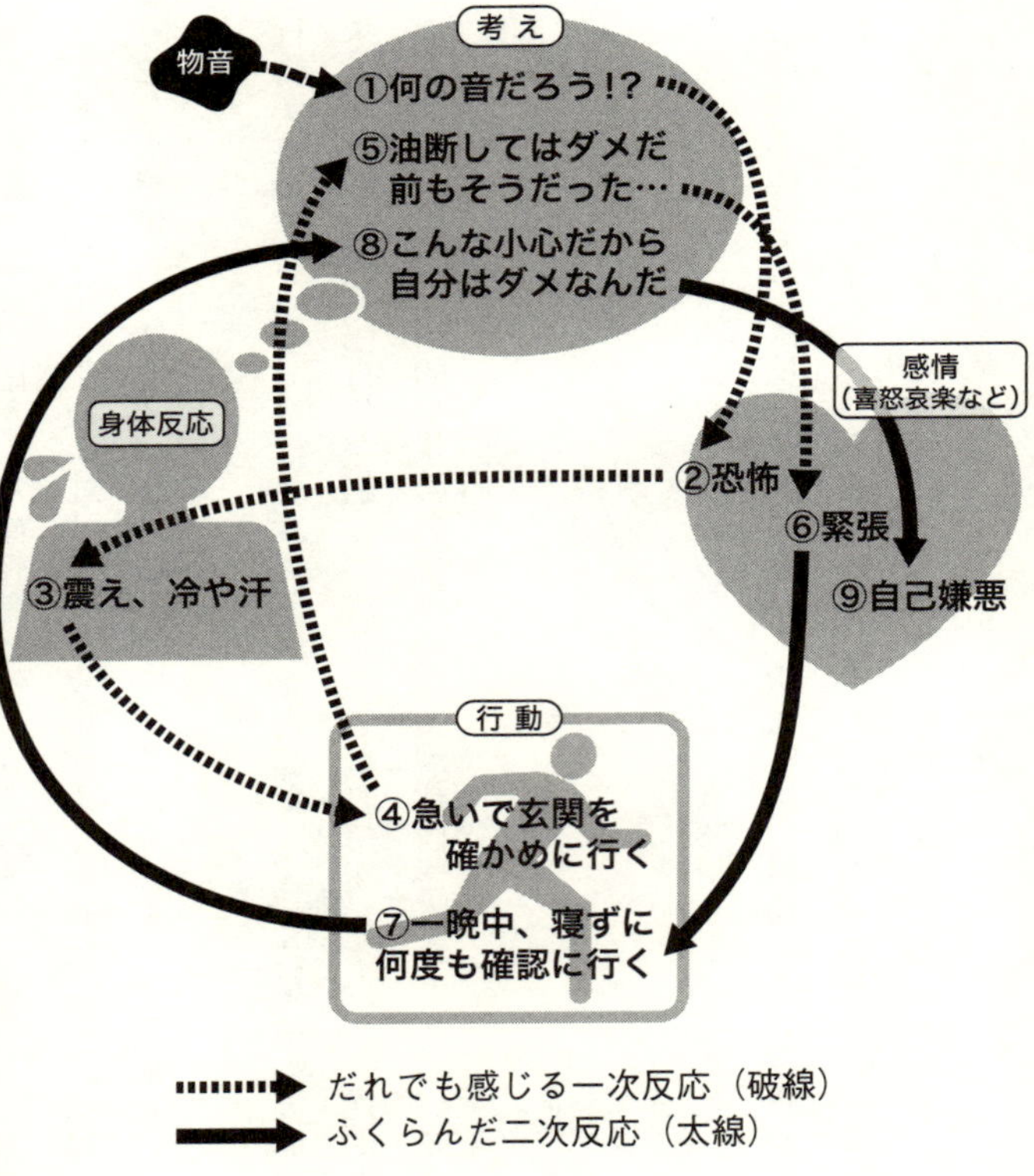

図２　一次感情と二次反応の関係

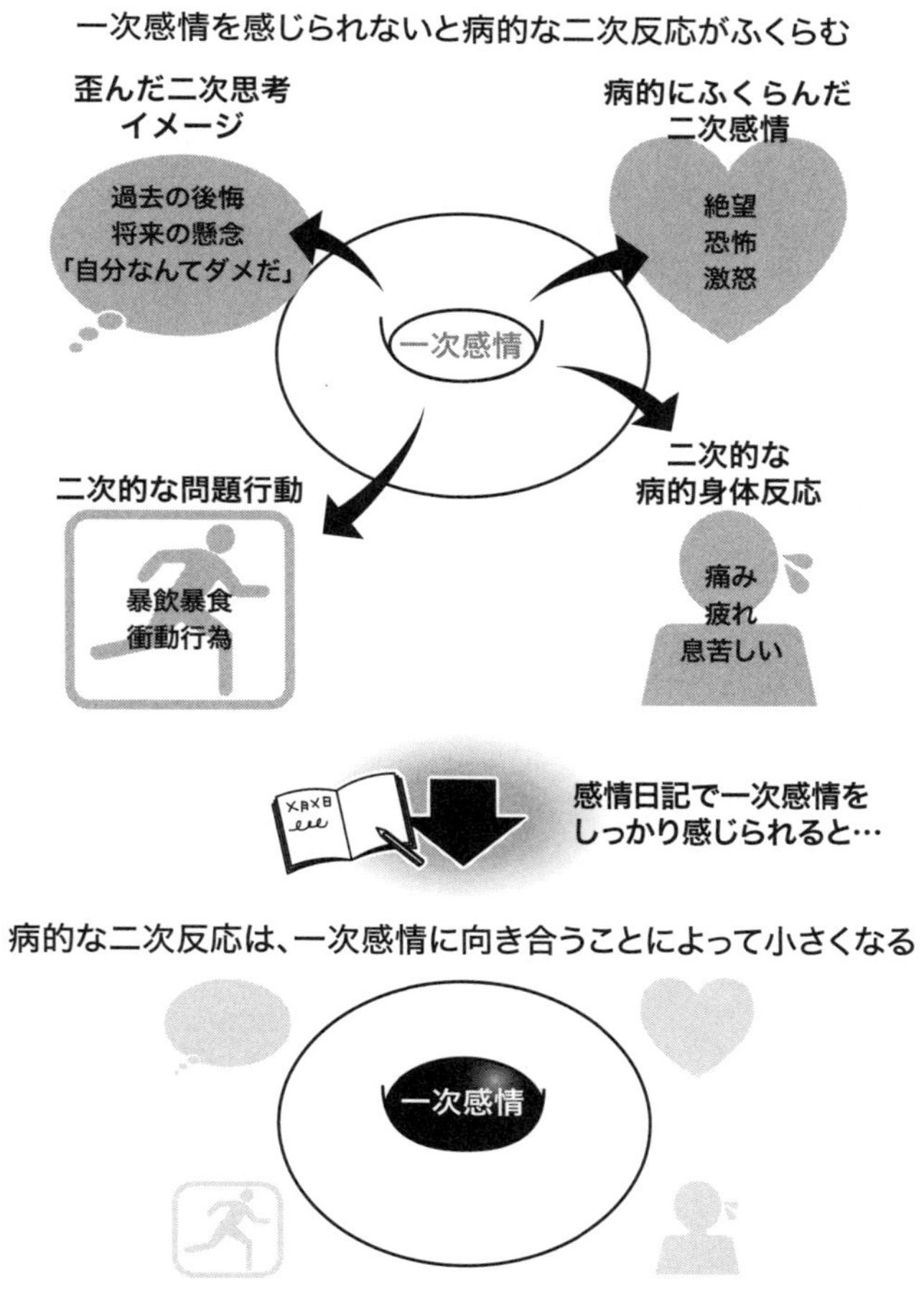

処理されずに過剰にふくらんでしまった一次感情。

・新たな二次感情：一次感情に続発して出てくる、本来は不要なことが多い別の感情。

・二次的な思考：「過去のことの後悔ばかりして、くよくよと悩む」「将来についての懸念ばかりが頭に浮かび、悶々としてしまう」「自分なんてダメだと決めつける」など、「今、ここ」から離れた現実に即さない歪んだ考え。つらい気持ちを呼びやすい。

・二次的な行動：暴飲暴食・衝動行為によるストレス解消など。つらいことからの現実逃避であり、極端化すると健康を害したり、社会生活や人間関係に支障をきたすなどの問題行動につながる。

・二次的な身体反応：「呼吸が浅くなる」、「痛みや疲れなどからイライラする」など。極端化すると、身体的な病気の症状悪化を招く。

〝感じきる〟ことで感情は浄化される

苦しみの元となる感情から解放されるために必要なのが、「一次感情を感じきる」ということです。

自然な感情である一次感情は、一時的にはどんなにつらいものだとしても、そのピークを感じることによって、時間とともに和らいでいくことがわかっています。じつはヒトを含む動物は一次感情のピークを迎えると、その後は必ず小さくなっていくものなのです。

一次感情を感じることをせず、抑えつけたままにしていると、それはいつまでも消えずに残り、心は〝不自然〟なエネルギーで満ちた状態が続きます（P58の図３〔1〕）。しかし、いったん受け入れ、心の奥底にある一次感情を十分に感じきると、それらは自然に消えはじめます。すると、苦痛でしかなかった一次感情から解放されることができるのです（P58の図３〔2〕）。

ネガティブな一次感情に直面するのは苦しいことかもしれません。しかし、その一時的な苦しさを避けるために、その感情を抑えつけたり、見て見ぬふりをしたりしていると、結果的には中途半端な状態で引きずることとなります。きちんと向き合い、ありのままに感じることが大切です。

そして、一次感情にあらためて向き合い、しっかりと感じる機会となるのが感情日記です。

図3　感情の性質

[1] 一次感情を抑え込み、十分に感じていないときの感情曲線

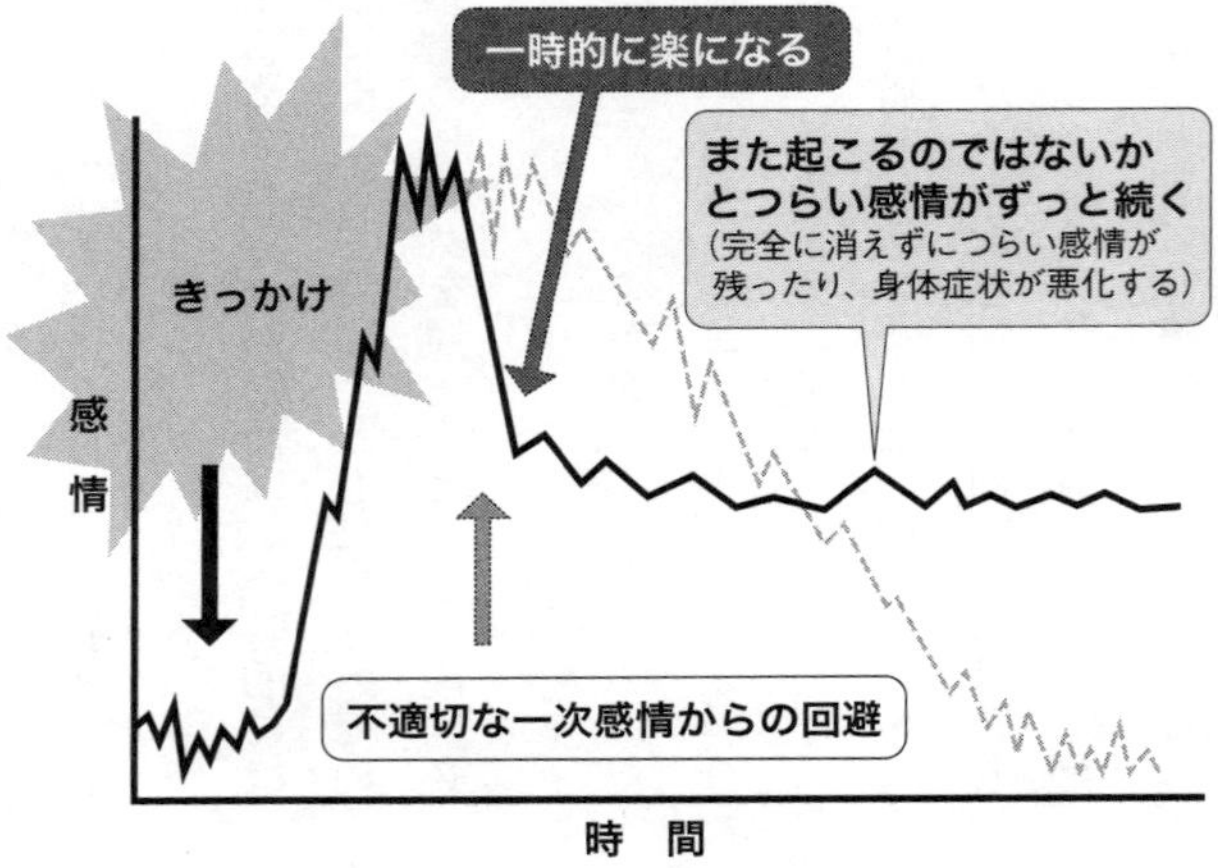

[2] 一次感情をありのままに感じたときの感情曲線

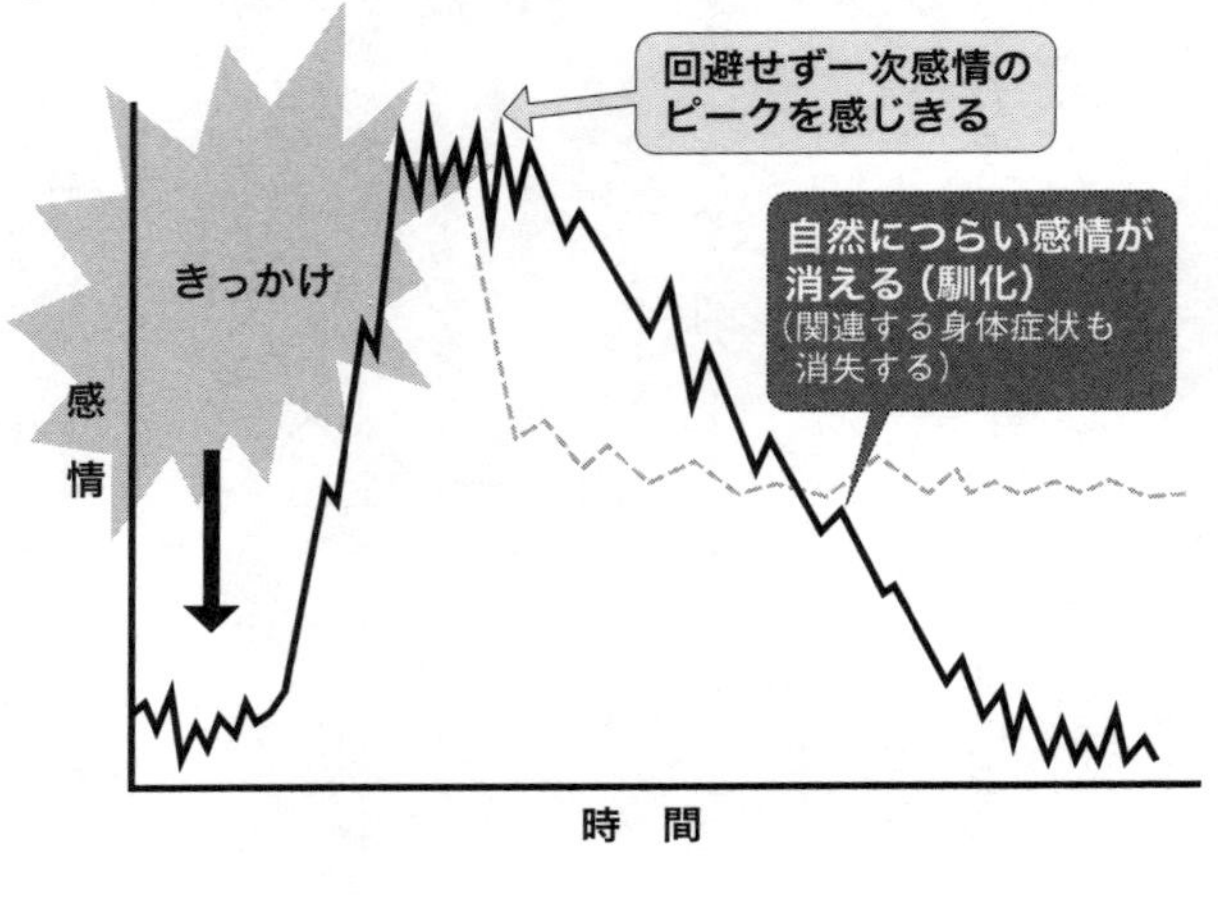

Ｐ55の図２の下図のようにそのときの出来事を思い出しながら、感じた感情をありのままに書きながら感じることで、心の中によどんでいた一次感情が消えていきます。それとともに、一次感情の上にふくらんでいた二次感情や、そこにからみあいながら生じている歪んだ思考・問題行動・病的身体反応といった二次反応も一緒に消退し、心身に悪影響を与えるものをなくしていくことができるのです。

要するに、まとめればこういうことです。

［1］一次感情を抑え込み、十分に感じていないとき
つらい一次感情を感じることを回避することによって、一時的には楽になる。しかし、ネガティブな一次感情が中途半端に残り、感情の不適切なふくらみや別のネガティブな感情を呼び起こし二次感情としてふくらむ。つらい気持ちが続き、行動や身体症状にも悪影響を及ぼす。

［2］一次感情を回避せずにありのままに感じたとき
十分につらい一次感情を感じきることで、ピークを迎えたネガティブな一次感情は徐々に消え、それに付随していた二次感情も同時に消えていく。さらに、二次反応である歪んだ考え方・問題行動・病的身体反応も消退する。

コラム

〝ネガティブ〟にも大事な役割がある

「ネガティブな感情というのは悪者だから、いっそのことなくなってしまえばいいのに」と思う人もいらっしゃるでしょう。しかし、じつは生きていくために、ネガティブな感情は不可欠です。ポジティブにもネガティブにもそれぞれの役割があり、両者をバランスよくもっていることが大切なのです。

たとえば、不安を感じるから、私たちは試験やプレゼンテーションの前には十分な準備ができるわけですし、失敗したときは落ち込むからこそ、次はもっとがんばろうとの思いも湧いてきて、努力をするわけです。また、財産から自分のアイデンティティまで、私たちにはそれぞれ大事にしているものがあるわけですが、それが侵されそうなときは怒りが湧いてきます。だからこそ、守ったり、抵抗したりすることもできるのです。ポジティブは困難でも前に進む駆動力を生みますが、逆に「いつも前向きだけ」という現実逃避的な過度のポジティブは、マイナスに向き合えない弱さの裏返しであり、リスク管理の欠落につながり、危険でさえあると考えられています。

つまり、ネガティブな一次感情は排除するのではなく、心のＳＯＳとして、しっかり向き合いながら、上手につきあっていく。それが、よりよく生きるためにも心身の健康にも大切なのです。

なぜ、書くと感情が癒されるのか　――〝感情日記〟のメカニズムを説明する４つの理論

それでは、日記はどのようにして感情を癒すのでしょうか。その作用の仕方について、代表的な４つの理論をご紹介したいと思います。

日記の作用① 一次感情の発散（カタルシス効果）

日記研究の基本となる仮説です。言いたいことを言わなかったり、怒りたい気持ちを抑えたり、泣きたいのにがまんしたりということはしばしばあるものです。とくにまわりに気を使ったり、気持ちを抑えたりしやすいタイプの人は、その一次感情をなかなか解消することができません。

しかし、一次感情を抑えることが、高血圧や心臓疾患をはじめ多領域にわたる疾患に関係するということはこれまでの研究からわかっています。また、拙著『「いい人」はなぜガンになりやすいのか』（青春新書ＩＮＴＥＬＬＩＧＥＮＣＥ）にも書いたように、「自分の気持ちを押し殺すような、いわゆる〝いい人〟はがんになりやすい」といわれ、感情の抑制はがんの発症・進行にさえも影響があるのではないかという検証もされています。このタイプの性格は〝タイプC〟と呼ばれていますが、〝C〟はCancer（がん）の頭文字であり、がんになりやす

い傾向をもつ可能性があることが科学的に議論されてもいます。

抑圧してきた一次感情をあらためて意識して感じられるようになると、不思議なもので、その喉元に引っかかるような不快感が解消していきます。そして、鬱積した感情のオリのようなものがスッキリと消滅していくことを、精神医療の世界では〝カタルシス〟と呼んでいます。

たとえば、私たちは人やペットなど大切な存在と死別することがあります。カタルシスとは簡単にいえば、そのようなときに大泣きするなどして深く悲しむことによって、徐々に気持ちが癒えてくるというような現象です。そもそもは古代ギリシアの哲学者アリストテレスが『詩学』という著作の中で言及した言葉のようですが、その後、フロイトが治療などに応用し、精神医学の世界にも導入されたといわれています。

つまり、「感情日記を書くことが抑圧してきた一次感情の解放につながり、一種のカタルシス効果をもたらすことで、身体症状の改善が期待される」というのがこの仮説の作用機序であるわけです。

感情を出す相手は、あなたにいやな思いをさせた張本人でなくてもかまいません。それを相手が受けとめてくれるなら、とても大きな効果が期待できますが、通常はそう簡単にいかないケースも少なくないと思います。あるいは、あなたの話をありのままに聞いてくれるだれかがいてくれたら理想的ですが、現実にはそうもいかないことも多いでしょう。

しかし、そんなとき、感情を出すのは、日記という紙の上だってよいのです。日記ならどんなことを書いたとしても、だれにも見られませんし、人間関係に波風が立つこともありません。心にたまったガスを丸ごと吐き出すことで、カタルシス効果が得られるというわけです。

私たちはとくにだれかに共感してもらったときにはすっきりした気分になることができますが、それは心の浄化作用というメカニズムが働くからです。

逆に、一次感情を他人に受けとめてもらうことで自分も強く感じられるというつらい気持ちがあるときに、だれの共感も得ることができないと私たちは非常に苦しい感覚に襲われますが、これは一次感情の表出や解放を抑制されることが要因です。心の中に二次感情がうっ屈しつづけ、それが不快な感情という形でアラームを鳴らすのです。

したがって、だれかに聞いてもらえないときは、日記でも心の浄化作用が期待されるというわけです。

日記の作用②　感情馴化の観点による仮説

感情日記には、トラウマによる苦しみを和らげる力があると考えらえています。トラウマとは、耐えられないほどきつい肉体的・精神的な経験によってできた心のダメージのことです。

トラウマがあると、①人や一定の場所に怖さを感じるために、その後も長期間にわたって生き方が制限されてしまう、②日々の活動におけるさまざまな場面で、その体験にとらわれてしまう、③価値観や行動習慣に対する否定的な思いが強まり、日常生活に影響をきたすといった現象が現れることがあります。

トラウマ体験の中でも極端な例としては、身に危険を感じるような出来事が挙げられます。虐待・レイプ・DVなどによる暴力被害、戦争や犯罪、事故、いじめなど種々のハラスメント、大規模な自然災害などのことで、症状が著しく強い場合は精神科の病気であるPTSD（心的外傷後ストレス障害）と診断されることもあります。これは、トラウマが原因となって日常生活に大きな支障を生じる心の病気のことです。

一方、私たちの日常生活の中でも、トラウマ的体験といえるものはさまざまに起こります。前述のような極端な出来事ではなく、症状もそこまでは重くはないかもしれませんが、それまでの生い立ちや、学校生活、職場の人間関係や社会生活の中で、なにかしらのトラウマ的な体験を抱えることになったという人は少なくないと思います。

そして、PTSDと診断されるほど重症なレベルであれば、専門的治療を受けることをおすすめしますが、後者のような場合は、本書で紹介するような日記療法でもある程度の改善効果が得られることが期待されています。実際、精神科におけるPTSDの治療にも感情日記は使われているほどで、この感情日記だけで後述するＰＴＳＤの本格的なセラピーである認知処理療法と同等の効果を示したという結果も最近報告されて話題にもなっています。(Sloan, D.M., et al., A brief exposure-based treatment vs cognitive processing therapy for posttraumatic stress disorder: A randomized noninferiority clinical trial. JAMA Psychiatry, 2018. 75(3): p. 233-239.)

では、なぜ、感情日記にはトラウマを癒す効果があるのでしょうか？

そのメカニズムをご理解いただく一助として、まず、ＰＴＳＤの症状の特徴と、その最先端の治療についてお話ししたいと思います。

ＰＴＳＤなどトラウマが引き起こす症状の中でもとくによく知られているのが記憶の侵入現象です。ひとことで言えば「いやでも思い出す」という現象で、トラウマとなった出来事に関する不快かつ苦痛を伴う記憶が、考えたくもないのに頭の中に思い出されたり、イメージとして不意に蘇ってきたり（フラッシュバック）、悪夢として反復的に出現したりするというものです。

他の症状としては、感情の不安定さや、つねにイライラや緊張を強いられるような自律神経の興奮も挙げられます。また、トラウマ体験による苦痛を呼び起こすような状況や場所を避けるといった行動的回避、記憶喪失のように、その当時のことがきちんと思い出せなくなる認知的回避といった症状を伴うこともあります。こうしたPTSDのメカニズムは、次のような治療仮説に基づいて説明されています。

トラウマ体験をしたとき、私たちは本来であれば、その時に一次感情として大きな苦痛を感じるはずです。

しかし、その感情があまりにもつらいと、感じることから回避したり、感情を抑制したりすることは少なくありません。それによって「感じないようにすること」が習慣的にクセになっていくという場合がよくあるのですが、一次感情を十分に感じきっていないと、その結果病的な二次反応が生じて持続するということは、この章の前半でお話しした通りです。

歪んだ二次的思考は、苦痛を伴う記憶やイメージを繰り返し呼び起こします。すると、膨張した感情によって生じた恐怖感が消えずに長引いたり、トラウマを抱えた人に多いとされる原因のはっきりしないイライラ感や怒りっぽさ、憂鬱な気分といった新たな二次感情が出現したり、引きこもりなどの行動の消極化や衝動行為といった二次的な問題行動が起きてきたりするわけです。

また、自律神経が興奮状態におかれるために、心身はつねに緊張を強いられ、休まるときがなく、それが病的な身体的反応として現れることもあります。こうしたさまざまな二次的反応がその人を苦しめるわけです。

ＰＴＳＤ治療の代表的な方法であり、大きな効果を発揮することで知られているのが「持続曝露《ばくろ》療法（ＰＥ）」というカウンセリング・アプローチです。日本ではまだ十分に浸透しているとはいえず、一般にはなじみのないものですが、治療法としての信頼性が高く、２０１６年４月からはＰＴＳＤ治療に対して健康保険が適用されるようになりました。

このセラピーでは、多少、無理をしてでも、「トラウマ体験時の苦痛を思い出す」という作業を行います。

もちろん、それを思い出すためには勇気を振り絞らなければなりません。しかし、トラウマ体験をあえて思い出して苦痛感情を感じることを（これを曝露と呼びます）何度も繰り返すうちに、その苦痛を伴う一次感情にも慣れていくことができるのです（これを馴化《じゅんか》と呼びます）。

この作業を通じて、本来はトラウマを体験したときに感じるべきであった一次感情を十分に感じることができると、前述のような周辺的な病的二次反応は自然と消退していきます。持続曝露療法の治療法は、このコンセプトに基づきデザインされています。

持続曝露療法では、一次感情を直接的に感じるために行動的アプローチを積極的に活用します。それは避けてきたトラウマ感情に向き合うための曝露作業を繰り返し行うことであり、その方法は２種類あります。

一つは、ずっと怖くて近寄らずにいた被害現場に行くなど、実生活の中で避けていたことに向き合う〝現実曝露〟。もう一つが、トラウマを受けた状況をなるべくリアルに回想しながら治療者に話す〝想像曝露〟です。想像曝露では治療者に話した内容を録音し、毎日、その音声を自宅で聴いたりすることも行われます。

この作業を通じて一次感情を感じると、最初は多くの方が悶絶するような苦しみを味わいます。しかしながら、P58の図で示したようにそれはいつまでも続きません。人間の心には〝馴化〟という素晴らしいメカニズムが備わっているからです。馴化とは、すなわち〝慣れ〟のことです。

私たち人間の心は、脅威を感じるような状況にさらされると、恐怖などの強い感情が生じるようにできています。しかし、それが一次感情であれば、しっかりと感じきることによってその感情は和らいでいきます。先に述べたとおり、一度、その苦しさのピークを感じることで〝馴化〟が起こり、感じる恐怖感などは確実に下降線を描いていくからです。その後、さらに脅威を感じるような出来事があったとしても、曝露の繰り返しによって得られた一次感情への馴化の結果、病的な二次反応は次第に減っていき、過度の不安や恐怖は生じにくくなり、思考は適切なものになり、身体反応は消え、行動もより健全化していきます。

ここまでくると、もはやトラウマ体験は記憶に過ぎないと実感できて、病的な恐怖を感じることもなくなります。「記憶と現実は違う」「ふたたび怖いことが起きる可能性はそこまで高くない」、と冷静に振り返られるようにもなって、回復へと至るのです。

そして、前述のように重症ではないトラウマ体験であれば、同じような効果を日記療法によって得ることが期待できます。トラウマとなった出来事や、それに伴う一次感情について日記に記述していくプロセスで、感情の曝露と馴化の作用が起こると考えられるからです。いわば、感情日記が〝プチ曝露療法〟のような役割を果たすのです。

お化け屋敷も2度、３度と入り、そのたびに怖がっているうちに、だいぶ怖さが薄れてくるように、どんなにひどい苦痛感情にも人の心は次第に慣れていきます。曝露による馴化という人の心のメカニズムが、感情日記の機序の一つといえるわけです。

日記の作用③　歪んだ二次思考の修正という仮説

ＰＴＳＤの治療には、前項でご紹介した「持続曝露療法（ＰＥ）」のほかに「認知処理療法（ＣＰＴ）」というアプローチも存在します。

認知処理療法においても、ＰＴＳＤは一次感情が消化不良の状態のときに起こると考えられています。本来、感じるべき強烈な恐怖や怒り、悲しみなどを十分に感じていないと、病的な二次反応が残遺し、病理をつくるというものです。

そして、「一次感情に向き合うことで、病的な二次反応が消失する」という原理も持続曝露療法と同じなのですが、前者が主に〝行動〟を通じて一次感情の曝露による馴化作用に働きかけるアプローチであるのに対して、認知処理療法は〝思考のプロセス〟に働きかけるアプローチをとることが特徴です。

持続曝露療法ではトラウマ体験を思い出さないようにするという行動的回避に着目し、その出来事をあえてさらす（曝露）というダイレクトな方法が採用されています。

一方、認知処理療法が着目するのは、トラウマ体験に関する認知的回避という点です。認知的回避とは、真実とは違う歪んだ捉え方をすることで、ありのままのトラウマ体験に伴う一次感情に向き合わないようにすることです。

認知処理療法のマニュアルには、「二次感情も含めた二次反応は患者自身の誤った解釈から生じる」と明記されています。認知的回避の中にはまるで必死の抵抗のようなものもありますが、論理的矛盾に気づいていく中でその理論武装を断ち切っていくのがこのセラピーのアプローチです。

認知的回避にはいくつかのパターンがあります。

その一つが、「あのとき、あんな場所に行かなければ、こんな目には遭わなかったのに……」、

「自分さえきちんとしていたら、こんな目には遭わなかった」など、「たら・れば」で理論武装（認知的否認）する方法です。

一次感情の苦痛があまりに大きく、受け入れきれないために、「もしかしたら、そんな目に遭わなくてすんだのかもしれない」という淡い期待のような思いをいつまでも抱き続けるわけです。そして、そのかすかな望みにすがるかのようにしながら、本来感じるべき一次感情を感じるのを回避しているわけです。これは専門的にスタック（一次感情の行き詰まり）・ポイントと呼ばれます。

この場合、セラピーでは、頭の中にある認知的回避を論理的に破綻させることを目指します。トラウマとなった出来事のことを一つひとつ冷静に考えたり、洞察したりする中で、「残念だけれど、当時の無力な自分にはどうしようもなかった」、「悲しいことだけれど、悲劇を事前に予測することは理論的に不可能だった」といったことに気づき、一次感情を受け入れざるを得ない状況に自身を追い込んでいくわけです。

そうして、一次感情をしぶとく拒んでいた脳が「もはや感じざるを得ない」とあきらめたとき、その人の元には激しい悲嘆や恐怖、怒りといった強烈な一次感情が訪れます。その後、ピークを迎えた一次感情は和らいでいくとともに、まるでそれと入れ替わるかのように、フラッシュバックなどの病的な二次反応も徐々に消失していくのです。

この認知処理療法においても、ＰＴＳＤ治療に感情日記が活用されることがあります。

重度の症状がある場合、トラウマ体験を振り返る作業は治療者と一緒に行います。しかし、そこまで重症でない場合は、自分一人でもこの感情日記を用いてトラウマを癒すことができるのです。

苦しい感情も、回避すればそのときは乗りこえられたような感覚になれます。しかし、いつまでも回避しているだけでは、その苦痛の記憶はいつまでも引きずります。そんなとき、感情日記を通じて当時の出来事に向き合い、洞察を行いながら深い感情を感じる作業は、まさに認知処理療法の場合でも同じです。

認知的回避のパターンの二つ目が、記憶の断片化です。

一般に、トラウマの記憶は頭の中に断片的に散らばっています。記憶としてあまりにつらいので、断片的に情報処理をして、すべてを思い出さないようにしているわけです。人間の防衛機能の一つであり、一次感情から回避している状態です。

しかしながら、断片的な記憶は、二次反応としてふくらんだつらい感情や身体反応と結びつき、フラッシュバックに代表されるような突然の侵入現象を引き起こします。それによって、不安や恐怖感を伴うトラウマを再体験させようとするわけです。

PTSDの治療に感情日記が推奨される理由の一つが、書くことにはこの断片化した記憶の結合を促す効果があることです。

トラウマ体験を文章に書くことは、散らばった記憶の断片を一つのストーリーにつなげていくということです。それによって記憶はリアルに思い出されていき認知的回避はいやでも不可能になり、トラウマ体験にふたたび向き合うときがやってきます。

それは、二次感情を振り払い、心の奥底に潜んでいたほんとうの苦痛、すなわち一次感情をあらためて感じるということにつながり、その結果、二次反応であるフラッシュバックなどの症状が消退していくと考えられているのです。

トラウマ体験に向き合うことは、耐えきれないほどの不安や恐怖にまた遭遇することでもあります。したがって、認知処理療法などのセラピーがとんでもない荒療治のように感じられる人も多いかもしれません。

しかし、先にもお話しした通り、一次感情のピークを体験してこそ、人はその呪縛から解放されることができます。感情日記においては、トラウマ体験を書くのには大きなエネルギーが必要とされると思いますが、長年のトラウマを癒す〝プチ認知処理療法〟として、書いた人に恩恵をもたらしてくれることが期待されるのです。

さて、認知的回避のパターンとしては、もう一つ、歪んだ二次思考も挙げられます。ひとことで言えば、事実や出来事をあるがままに受け止めることができず、過去の出来事についての後悔や、将来に対する懸念ばかりが頭を巡ってしまうために、必要以上にネガティブな考え方をすることです。

だれにでも考え方のクセはあるものですが、歪んだ二次思考は一次感情をありのままに感じているときには出現しにくく、反対に一次感情を回避しているときに、生まれやすく、膨れ上がりやすいことが知られています。

そして、この歪んだ二次思考が、二次感情を肥大化させたり、問題行動を引き起こしたり、本書でさまざまに紹介しているような病的な身体反応を生み出したりする要因となると考えられているのです。

しかし、感情日記を記述し、その内容について洞察しながら深い一次感情を感じるように努めると、みずからの二次思考に歪みがあるという気づきを得られることがあります。それによって、ふくらんだ二次反応を健全化していくことができるようになってきます。

では、歪んだ二次思考とは、どのようなものなのでしょうか？

たとえば、なにかの失敗をしたとき、「もう終わりだ……」とすべてが台なしになったような気持ちになる人もいれば、「貴重な学びを得た」と、次への発奮材料にする人もいます。同じことを経験しても、それをどう考えるかによって、その出来事の意味が大幅に変わってくるわけです。

その違いを作るのが、考え方のクセと呼ばれる思考パターンです。たとえば、たった一つの失敗でも「もう終わりだ……」と考えてしまうのは、〝オールオアナッシング〟の思考パターンといえます。「自分は負け犬だ」、「自分はいつも不幸な目にばかり遭っている」などの発想も同様で、うまくいった点や中間点にはなかなか目がいかないのが特徴です。

また、〝べき思考〟と呼ばれる思考パターンをもっていると、「つねに明るくふるまうべき」、「後輩は自分をもっと立てるべき」など、自責的・他罰的な決めつけをしやすくなります。このように思考パターンにはさまざまな種類があります。

考え方のクセは人それぞれで、なにか悪いことが起きたときは、「現実をありのままにみて、対処しなくては」などと、前向きに問題解決に向かっていければいいのですが、つらい方向に考えるクセが強いと、どんどんネガティブな考え方に陥ってしまいがちです。

つねにネガティブな捉え方ばかりしていると、心が休まるときがありません。研究によれば、ネガティブな考え方から生ずる感情反応は自律神経を興奮状態におくため、「思い出すだけでドキドキが止まらない」、「血圧が上がる」などの身体的な症状を引き起こすことがわかっています。また、専門用語で〝過覚醒〟というのですが、自律神経が興奮状態にあると、心身が休まらず、疲労感が抜けないという状態にも陥りがちです。

歪んだ二次思考は長い時間をかけて身についていくものですが、感情日記にはその歪みの修正を促す働きがあると考えられています。日記を記述する中で、一次感情に向き合いながら自分の考え方や出来事について洞察することで、次第にありのままに受け止められるようになっていくからです。

苦痛を伴う体験をしたとき、あとから冷静に振り返れば、「あのときはおかしな考え方をしたものだ」、「だいぶ自分流に解釈していたな」と思えるようなこともあります。

認知的回避は、その出来事を受け止めきれないがゆえの自己防衛的な反応ともいわれ、一時的には健康な反応ともいえます。しかし、それが長期にわたって続くと、向き合うべき一次感情をいつまでも避けつづけることとなり、その結果、体のバランスが崩れて健康を害したり、暴飲暴食のような不健康な生活習慣に至ったりすることがあるのです。

なお、前項で解説した感情の馴化と、本項でお話しした歪んだ二次思考の修正について、専門家の間では「本質的には同じことが起こっているのではないか」という議論があるのですが、アプローチとしては異なります。

そして、それらのセラピーのコンセプトを感情日記に応用するうえで大事なポイントは、持続曝露療法の視点では、トラウマ体験を思い出し（曝露）、その苦痛感情に慣れていく（馴化）ために、記述しながら一次感情につながる深い感情を想起することを何度も繰り返すことといえそうです。一方、認知処理療法の観点では、一次感情からの認知的回避を打ち破るために、一次感情をしっかり感じることを念頭におくことを意識してできるだけ洞察を深めることが重要だといえそうです。

日記の作用④　脳のワーキングメモリーの強化

感情日記は、脳の働きにも影響を及ぼすと考えられています。最後にご紹介する日記の作用は、書くということを通じて、脳の〝ワーキングメモリー〟が鍛えられるというものです。それによって、雑念を減らすなど不要な情報による妨害を減らしたり、必要情報を効率的に処理したりすることが可能になるなど、脳の情報処理が適正化されるというものです。その結果、不注意が減るなど人生における問題解決能力や、ＱＯＬ（生活の質）の向上を図ることができると考えられているのです。

ワーキングメモリーは脳の前頭前野にあり、〝脳のメモ帳〟と比喩されることもあります。会話や計算をするときなどに活用されるもので、しばらくの間、頭の中に必要な情報をキープしておく記憶機能です。また、創造性のある思考や筆記、学習などを行うときにもこのワーキングメモリーが使用され、この能力が高いほど脳のキレ味がいいといわれます。

一方、ワーキングメモリーが発達していると、②のトラウマの項でお話ししたように、望まない侵入思考を減らす効果が得られることもわかっています。情報の取捨選択の力が高まり、必要な情報には集中し、雑念のような不必要な情報には影響されにくくなるのです。それによって、断片化した記憶によるつらい感情体験などのネガティブなフラッシュバックを減らすことができると考えられています。

果たして、ワーキングメモリーの強化には侵入思考そのものを減らす作用があるのか、侵入思考はあるけれど、その影響を少なくする作用があるのか、その点はまだはっきりとは解明されていませんが、情緒面のストレスの大幅減に貢献していることはたしかなようです。

ワーキングメモリーは年齢とともに働きが低下していきますが、鍛えることができるという研究報告もなされています。

その研究で用いられたのが、日記を書くというプログラムでした。本書の後半でご紹介しますが、実験では、感情日記を書くことでワーキングメモリーの働きが改善し、それが参加者の学校の成績や人間関係、その他の問題解決能力の向上に結びついたという結果が示されています。

三日坊主でも、しばらくは残存する日記の効果

感情日記の作用を４つ紹介しましたが、そのメカニズムについてはまだ解明されていない部分も多々あります。しかし、科学的な根拠に基づく知見も多数得られており、それらは単独で、あるいは相乗効果を上げながら、心身のストレスを和らげる効果を発揮しているといえそうです。

一つ、おもしろい事実に着目すれば、それは、感情日記の効果には、時間とともに失われるものもあれば、３～４週間など長期にわたって効果が維持されるものもあるということです。研究では、１日20分×３日間程度の筆記時間がとられることが多いのですが、日々の経験や感情を文章に書くことの影響は、その時間を超えて、その人の中に残存していくことがわかります。

その意味では、「どの時点で効果を発揮するのか」というのがわかりにくいのも日記療法の特徴ですが、三日坊主の日記で、一定の期間にわたって効果が得られるのであれば、かなりおトクな健康法といえるのかもしれません。

一方、過去の研究からわかってきたことは、感情日記の効果は大きくは二通りあるということ

とです。「より早く治す」と「より高いレベルまで治す」の2つです。第1章で日記が傷の治りを早めるという研究を紹介しましたが、日記を書かなくても、健常人であれば傷はいずれふさがります。つまり、この傷の研究は、「より早く治す」の例といえそうです。

感情表現の苦手な人にはより大きな効果が

感情日記がとくに効きやすい人のタイプや、効きやすいケースがあるのかといえば、それはたしかにあるようです。

まず、いくつもの研究結果を統合して行うメタ解析から明らかになっているのは、「とくに男性には効果が期待できる」ということです。これは、もともと感情表現することが上手な女性に対し、男性には感情表現が苦手な人、感情表現を抑える人、自分の感情に気づきにくい人が多いことが理由だと思われます。

もう一つ、「古いトラウマをもつ人ほど、大きな効果が期待できる」ということもわかっています。つまり、多くの感情を抑え込んできた人ほど、日記で感情を解放する効果が得られやすいということでしょう。

ただし、私の治療経験上から申し上げれば、表面上はおしゃべり上手な女性でも、じつは心の本音を表現したり、一次感情に向き合ったりすることは得意ではないという人は少なくないようです。いつも強い口調で好き勝手なことを言っているような人にも、同様の傾向が見られることはよくあります。

また、最近は、たとえ人間関係が崩れるようなことがあったとしても、伝えるべき大事なことはしっかり伝えるという人や、不器用にしか言えないとしても、必要なことはとにかく懸命に伝えるという人が少なくなっていると感じています。こうしたタイプの人にも感情日記は有効だと思われますので、ぜひ試してみてください。

さらに、いつも同じことをクヨクヨと堂々巡りのような考えに陥りがちな反芻思考の習慣がある方にも、効果が期待できるとわかってきています。

最近の研究では、「同じテーマで繰り返し日記を書くことは、異なるテーマで書くよりも効果が高い」ということも示されています。その理由は、繰り返し書いたり考えたりしてみることで、より深い洞察が得られる可能性が高まるからといえそうです。

繰り返し向き合うことで、問題に対するスタンスや考え方が変わっていくので、仮に問題そのものが解消しなかった場合でも、気にしていたことが気にならなくなったり、気持ちが楽になっていったりという変化が得られるのです。

なお、文章を科学的に分析した研究によれば、「日記の中にポジティブな感情を表現する言葉を使用するとともに、しっかりとネガティブな感情を表現すること」、「ものごとの因果関係や洞察的なことを、ストーリーを書くように筆記すること」で、感情日記による病気・症状の改善効果をより高めることが期待できると報告されています。詳しくは日記の書き方のページでもふれていきたいと思います。

第3章

実践編

感情日記を書いてみよう

より効果が期待できる感情日記の書き方

前章までにいくつかの日記研究をご紹介してきましたが、それを読んだみなさんの中には、「感情日記とは、具体的にはどんなものなのだろう?」と思っている方も多いのではないでしょうか?

そこで、この章では、実際の記述例も交えながら、感情日記の書き方を解説していきたいと思います。

といっても、感情日記に絶対的なルールはありません。「どんな出来事があり、なにを感じたか、どんなことを考えたか」ということが表現されていれば、なにを書いても、どんなふうに書いてもかまいませんし、書く道具は日記帳にかぎらず、ノートでもスマートフォンでもパソコンでもかまいません。

しかし、書き方には多少のコツがあり、ある程度、それを意識して進めたほうが心身の健康づくりには高い効果が得られることが期待できます。また、感情日記というものを書くのが初めてという方もいらっしゃると思いますので、みなさんの参考になりそうなポイントをご紹介できればと思います。

なお、感情日記では、つらい体験や古い心の傷に向き合う場面が少なくありません。医療機関に通院中の方、とくに、心療内科や精神科で心の治療を受けている方は、状態によっては無理をすると病状に悪影響が出ることも考えられますので、自己判断はせず、必ず主治医に相談して確認や了承を得てから実践してください。

◆書き始める前に

ポイント

▼自分自身のために書く。
▼誤字・脱字や文法、文章の完成度は気にしない。
▼日記帳にかぎらず、好きなノートなどに書いてもかまわない。
　ＰＣやスマートフォンの画面に入力してもかまわない。

これから書く日記は、あなた自身のものです。だれにも見せる必要はありませんから、思いのままに書いてください。他人の気持ちや都合を気にしたり、この日記が人目にふれたらどう思われるかといったことを考えたりする必要はありません。

人に読ませるものではありませんから、誤字や脱字を気にすることもありません。字が汚くても、文法が間違っていても、文章が上手でなくても、その出来事のことや自分の思いが具体的に書けていればそれで十分です。

筆記用具はどんなものでもかまいません。しっかりとした装丁の日記帳を用意したほうが書きやすい、気持ちが乗りやすいという人はもちろんそうするとよいでしょう。気に入ったノートがあるのなら、それを使ってみるのもよいです。カラフルなペンを使ったり、写真やイラスト付きの日記にしたりしてもかまいません。

手書きにこだわらず、パソコンやタブレットPC、スマートフォンに入力する方法でもけっこうです。最近は、日記用のアプリケーション・ソフトもさまざまにあり、なかには無料でダウンロードできるフリー・ソフトもいくつかあるようです。

ただ、日記用ソフトには、出来事や摂った食事のメニューなどをメモのような形で断片的に記録していくというものが多いようです。感情日記は一定の文章量を記述する必要があるため、その目的に適ったソフトを選んでください。

◆なにを書くか

ポイント

▼一日のすべての〝出来事〟を書かなくてもよい。
▼書き始める前に、きょうはなにについて書くか考えてみる。

感情日記の場合は、普通の日記のように一日の出来事すべてを書く必要はありません。1回の記述の時間も限られていますから、後述するように、つらかった出来事やストレスに感じたこと、心の傷になっていることなどに絞って書いてみたりするとよいでしょう。

内容は、ある程度、具体的に記述してください。情報伝達のポイントは〝5W1H〟だとよく言われますが、日記の場合も、いつ（When）・どこで（Where）・だれが（Who）・なにを（What）・なぜ（Why）・どのように（How）という6つの要素を意識すると文章がいきいきとしてきます。なにがあったかだけでなく、そこまでの経緯やまわりの人との会話の内容などを思い出しながら書き進めていきましょう。

なお、いきなり書き始めるとなにも浮かばなかったり、逆に収拾がつかなくなったりすることがありますので、なにを話題にするかを事前に考えておくことがおすすめです。書く前にかぎらず、仕事帰りの乗り物の中、お風呂の中などでつらつら考えてみると、自然と考えがまとまることは多いようです。

ポイント
▼慣れてきたら、ストレスや心の傷をテーマに書く。
▼できれば、だれにも話したことのないテーマを選ぶ。

私たちの日常には、よいことも悪いことも起こります。もちろん、うれしかったこと、楽しかったことだけを記録する日記があってもよいでしょう。

しかし、感情日記においては、心の奥深くにあるネガティブな感情や思いを掘り下げることが心身の癒しにつながると考えられています。毎日でなくてもかまいませんので、「ストレスに感じていること」、「つらかった出来事」、「過去にできた心の傷」など、ネガティブな出来事をテーマとして選ぶようにしてください。

テーマとしては、病気にまつわる体験を書くことが病気の改善に有効であることも知られています。たとえば、「病院の受診時の対応が不快だった」、「病気・症状に対して、職場や家族が理解してくれないのが苦痛だ」といったことがあれば、それを書いてみてもよいと思います。

怒りを感じた、悲しくなった、恥ずかしかった、不安に感じた、いやな気分になったなど、ネガティブな感情に向き合うというのは、きつい体験になることも予想されます。

しかし、多くの日記研究において、「感情日記を書くと一時的につらい気分に陥ることがあるが、時間の経過とともに高い効果が得られることが少なくない」という報告がなされています。心のうちをありのままに記述できたときほど、得られるものも大きいことが期待されますので、ある程度の苦しさやいやな気分は、あえて感じてみてもよいかと思います。

なお、ストレスや心の傷について書くときは、可能であれば、これまでにだれにも詳しい話をしたことのないテーマなどがより感情日記に適していると考えられます。

欧米の日記研究でもしばしば参加者に奨励されていることなのですが、人に知られたら「恥ずかしい」、「屈辱的だ」、「情けないと思われてしまいそうだ」などの理由で口外したことのないテーマほど、二次感情や二次思考が膨れ上がっていることが多いといわれます。

また、苦痛が大きいからと一次感情を感じることを回避することによって、なんらかの二次行動が垣間見えることもあるのですが、そこからは、それだけ感情が深く抑圧されていることも考えられます。そこで、そんなテーマこそ感情日記で扱うことであり、大きな効果が得られることが期待されるのです。

ポイント

▼〝出来事〟だけでなく、〝感情〟と〝洞察〟も加える。
▼そのときの感情、現在の感情を深く感じながら書く。
▼体の感覚にも意識を凝らす。

感情日記で大切なことは、〝出来事〟の記述に続いて、〝感情〟と〝洞察〟も書いていくことです。

出来事を具体的に記述する目的の一つは、〝感情〟を呼び起こすことにあります。そのときのことを詳細に思い出しながら、自分の心に耳を傾け、「そのとき、どう感じたか」、「時間が経過し、いまはどう感じているか」などをありのままに書いてみてください。

感情を思い起こすときは、体の感覚にも意識を向けてみるとよいようです。そのときに感じていた感覚でも、そのことを思い出している現在の感覚でもけっこうです。息苦しい、頭が重い、胸がザワザワする、手足が力んでかたくなるなど、さまざまな感覚が得られるのではないでしょうか。

心の奥底に隠れた一次感情は、マヒしていたり、感じたくないがゆえに無意識のうちに否認していたりすることが少なくありません。その感情を呼び覚ますことは、いわばなかなか開かないパンドラの箱を開けるような作業です。

そんなとき、感情と固い結びつきをもつとされる身体感覚を糸口にすることで、感情を感じやすくなることは、カウンセリングなど心理学の世界ではよく知られている現象です。それを、日記を書くときに生かすことができるわけです。

深い一次感情を感じるのが苦手な人は、本来感じるべき身体感覚を感じることも不得手であることが多いようですが、これも意識して練習を重ねることで少しずつ上達していくはずです。

さて、感情が出てきたら、今度は、なぜそう感じたのかということを考えてみましょう。感情と思考は複雑に絡み合う織物のようなものです。深く考えることで感情も深まり、深く感じることで思考がまたさらに深まるという性質があるのです。それが〝洞察〟のプロセスです。

たとえば、恋人や配偶者とケンカしたときは、憤りを感じるだけではなく、悲しくなることもあれば、自己嫌悪が湧いてくることもあります。それを洞察してみれば、「憤りを感じたのは、相手が自分のことしか考えていないから」、「悲しくなったのは、相手が途中からだんまりになって、コミュニケーションができなくなったから」、「自己嫌悪を感じたのは、感情まかせに言わなくていいことまで言って、相手を傷つけてしまったから」など、自分の心の背景に気づくこともできるでしょう。

感情について考えることは、自分の心の声を見つけることに通じます。とくに心が揺れているときは、感情や考えが断片的に出てきたりするものですが、粛々《しゅくしゅく》と書くという作業により、出来事が一貫性のあるストーリーとして肉づけされて、そのときの記憶や感情をいっそうありありと蘇らせることを助けてくれます。それによって、あなたにとってのその出来事の意味も見いだしやすくなるのです。

洞察を通じては、ほかにも、「自分の感じ方や考え方のパターン」や、「そう感じたり、考えたりする自分は、いったいどんな人間なのだろう」といったことを考えてみてもよいでしょう。体の病気に悩まされている場合は、「この出来事は、自分の病気にどう影響しているか」、「この出来事は、現在の自分や人間関係にどんな影響を及ぼしているか」といったことを考えてみると、一次感情がより深く喚起されるともいわれています。

いずれの場合も大切なことは、一般論に収めようとしたり、人がどう思うだろうということを気にしたりはせず、あなたの思うままに綴るということです。

感情や洞察を書いていく作業があまりにつらく感じられるときは、無理することはありません。長年にわたって抑えてきた一次感情に向き合うのですから、簡単でないのは当たり前です。一気に進めなくても、マイペースで深めていけばよいのです。もちろん中止することもご自身の選択です。

ただ、大きなつらさが出てきたということは、「これまで自分のほんとうの感情に目を向けていなかった。だから、その感情を解消することもできずにきたのだ」ということに気づく機会にもなるはずです。

〝洞察〟のヒント

・なぜ、そう感じたのか。
・同じような感情を感じたのは今回が初めてか、いままでにもあったなら、それはどんなときだったか。
・今回の出来事にはどんな意味があったのか。
・自分の感じ方や考え方のパターンが、これまでの人間関係や人生にどんな影響を与えてきたか。
・自分の感じ方や考え方のパターンが、これからどんな未来へと導いていくか。
・そう感じたり、考えたりする自分は、いったいどんな人間なのだろう。
・この出来事は、現在、自分が患っている病気にどう影響しているか。
・この出来事は、病気に苦しむ現在の自分や人間関係にどんな影響を及ぼしているか。

ポイント

▼連日、同じテーマが続いてもかまわない。
▼書いているうちに話がそれていっても気にしなくてよい。

たとえば、日々、仕事の忙しさに追われている人は、感情日記においても「仕事のことしか書くことがない」という場合も少なくないと思います。子育て世代の人ならば、「どうしても子どもや学校の話ばかりになってしまう」という場合もあるかもしれません。

感情日記のテーマは、毎日、同じものでもかまいません。たとえば、仕事の話が続いたとしても、やりがいについて書く日もあれば、ストレスについて書く日もあれば、人間関係について書く日もあるでしょう。

また、仕事の現場では、その日その日で起こる出来事が違ったり、コミュニケーションする相手が変わったりします。すると、毎日、同じことを書いているようでも、感じていることは違ってくるはずです。さらに、洞察を重ねることで、考え方が深まったり、新たな気づきが得られたりすることもありますから、それはそれでたいへん有意義です。ときには、以前の日記と比べてみて、自分の感情や考え方の変化を確認してみてもよいでしょう。

気をつけたいのは、いつも同じ話題を同じような内容で書いていて、感情を拾い上げたり、洞察を深めたりすることができず、表面的な内容で終わっているという場合です。

いわば暗礁に乗り上げている状態といえますが、これは一次感情に迫ることができていないときに起こりがちです。つまり、その出来事にふれるのがつらい、または気が進まないがために、無意識のうちに感情を抑え込んでいるのかもしれません。心のブレーキが働き、感情はマヒしているので、何回か試みても難しい場合はいったん仕切り直しをしたほうがよいでしょう。

そして、あえて別の話題で書いてみたり、同じ話題でも意識して視点を変えてみたりしてください。一度離れて、別のテーマで書いている中で書くスキルがあがったり、時間を空けてから同じテーマに戻ってみると、違った見方が広がる可能性があります。

また、なんらかの出来事について書いているうちに、いつのまにか話がそれていたり、時間を遡り、昔のことについて書いていたということもあるでしょう。

それでも、まったくかまいません。感情日記は自由なものです。きょうのことにこだわらず、心の赴くままに書きたいことを書いてみてください。それが昔の出来事なのであれば、幼すぎたあのころや、悩んでいたあの時期とは違う視点でそのときのことを見ることもできるでしょう。

日記研究においては、最近のことであれ、古いことであれ、「ちょくちょく頭に浮かぶことや心に引っかかっていることがあるなら、一度、文章に書いてみるといい」といわれています。

また、将来への思いや不安について書くのも有意義だと考えられているのです。

話が広がっていくときも、出来事はなるべく具体的に書いたうえで、感情と洞察を加えることがポイントです。ただし、いろいろなことが頭に浮かび、話の収拾がつかなくなってきたときや、昔のことを思い出すうちに気持ちがあまりに滅入ってきたときなどは、深掘りせず、ほどほどのところでやめておきましょう。

また、暮らしの中の覚書などの他愛ない話や、感情の記述や洞察には結びつかないような話にそれてしまったときは、早めに切り上げ、もとの日記に戻ることをおすすめします。

◆どのくらいの時間を費やすべきか

ポイント

▼三日坊主でもかまわない。
でも、長く続けるほどより大きな効果が期待できる可能性がある。
▼週1〜3日、1日15〜20分が目安。
▼連日書いても、飛び飛びになってもかまわない。
▼気持ちが乗ってきた日も、ほどほどの時間でやめておく。

欧米で行われている日記研究の多くは、日数にして3～4日間で行われる場合が多いようです。1回の所要時間は20分程度で、大半の研究で日記は連日書くという方法がとられています。たった3～4日間なのかと驚く人は多いかもしれません。それで、私はよく〝三日坊主の日記〟と呼ぶのですが、たったこれだけの日数でも、さまざまな病気・症状を改善する効果が報告されているのです。

それでは、日常生活に感情日記を取り入れる場合は、どのぐらいの頻度で書くとよいでしょうか？

みなさんが日記を書くのは研究のためではありませんので、すべての方が3～4日で終わるのはもったいないとも思われます。そこで、ゆとりをもったペースで、長く続けることを目指していただければと思います。

そのためにちょうどいいのは、私の経験も踏まえると「週1～3日、1回につき15～20分程度」でしょうか。このぐらいなら、忙しい人や日記を書くのが初めてという人でも、書きやすく、続けやすいかと思います。そして、うまく継続できたなら、感情日記を恒久的に心と体の健康づくりに生かしていくこともできるでしょう。

週の中の3日の場合、3日間は連日になっても、飛び飛びになってもかまいません。もちろん、もっと書きたいことが出てきた、書くことが楽しいという場合は、毎日のように書いてもかまいません。また、日記研究の中には週に1回というものもしばしばありますので、3回にこだわらなくても、みなさんの続けやすいペースでかまわないと思います。

しかし、1日15〜20分という時間は大きくはオーバーしないでください。どんなに長くても、30分程度で切り上げていただきたいと思います。

乗ってくると、私たちは思いもしなかったほど長くその作業に集中してしまうことがあります。すると、これは人間の性質なのですが、多くの量をこなしたあとは、その反動で書きたくなくなってしまうことが非常に多いのです。

運動や散歩のペース配分とも似ています。気分が乗ったときに急激に距離を稼ぐ人は、その後、ガクッと疲れが出てあとが続きません。日記の場合も、腹八分目ではありませんが、一定量を決めておくことが大切です。

◆いつ、どこで、書くとよいか

ポイント

▼時間と心にゆとりのあるときにスタートする。
▼夜にかぎらず、書きやすい時間帯でかまわない。
▼プライバシーが守れて、心が落ち着く環境を作る。

感情日記を書くといろいろな感情が湧き上がってきますから、はじめのうちは書くことに戸惑ったり、疲れたりすることもあるかもしれません。

そこで、日記の書き始めには、時間と心にゆとりのある時期を選ぶとよいでしょう。たとえば、のんびりと過ごせる週末、もしくは比較的余裕のある連休中などがよいでしょうか。

一日の中のどの時間に書くかは、おおよそ決めておくことをおすすめします。そのほうが習慣化しやすいからです。

その時間帯はいつがいいという決まりはありません。就寝前でももちろんかまいませんし、朝、新しい一日を始める前にきのうのことを振り返るというスタイルでもよいでしょう。ゆっくりと考えながら書くことができるなら、午後のお茶の時間をあててもよいですし、家事や子どもの世話に追われがちな人は、一日の仕事が終わり、子どもたちを寝かしつけたあとの時間がいちばん落ち着いて書けるかもしれません。また、平日か週末かということでいえば、平日の夜に書いたほうが結果が得られやすいという報告もあります。

書き終わったあとには、できれば数分間のゆとりの時間をもつようにしてください。その数分間は書いたことを見直したり、余韻を味わったりするための時間です。といっても、そのときには書いた文章を離れ、食器洗いをしたり、花の水やりをしたり、ウォーキングに出かけたりしてもけっこうです。

心おきなく書くためには、書く場所と環境づくりにもこだわってみましょう。第一に大切なのは、心が落ち着く場所で、だれにも邪魔されずにゆっくりと考えたり書いたりできるということです。その場所は書斎のデスクだという人もいれば、一日が終わってきれいさっぱりと片付いたダイニングテーブルだという人もいるでしょう。落ち着くのであれば自宅にかぎらず、喫茶店・図書館・公園のベンチ・会社の屋上などでもかまいません。

心安らぐ環境を作るには、テレビは消し、静かな音楽を流したり、部屋の灯りを間接照明に切り替えたり、お香やアロマなどを焚いたりすることもおすすめです。パジャマなど楽なものに着替えると、心も体もくつろぐという人もいます。

また、書く前にコーヒーやお茶をていねいに淹れる、お風呂やシャワーで身を清めるなどの儀式的なプロセスを加えると、気持ちが切り替わったり、集中力が高まったりという効果もあるようです。儀式としては、ほかにもキャンドルに火をつける、このときばかりは万年筆を使う、大事な写真をデスクの上に置く、書く前にエクササイズや瞑想をするなどさまざまな方法があります。

大切なのは、あなたにとって最良の時間や環境を見つけることです。はじめのうちは時間帯を変えて書いてみたり、いくつかの儀式を試してみたりと試行錯誤してもよいでしょう。

ただし、アルコールを飲みながらはＮＧです。アルコールを摂取しながらストレスフルな出来事を思い起こすと、その場ではすぐに忘れたとしても、時間の経過とともに、そのいやな記憶が強化され、トラウマ化してしまう薬理作用があることが研究で報告されています。せっかくの感情日記が、二次的なトラウマを作るようなことになっては本末転倒です。

とくに、ふだんからやけ酒を飲んだり、いやなことはアルコールで解消したりして一次感情を回避するクセの強い人は要注意です。そのいやな出来事を思い出す頻度が高くなったり、いやな感覚が大きくふくらんだりするような方はもともと二次反応がふくらみやすい傾向が強いので、それによって酒量が増えるという悪循環も起こりかねないのです。

◆スムーズにスタートするには

ポイント
▼脳のメカニズムである〝活動興奮〟を味方にする。

感情日記を書くとき、多くの人にとっていちばん難しいのは書きはじめだといわれます。とくに初日や最初の何回かは、なにから書けばいいかわからなかったり、気持ちがなかなか乗らなくて書き出すことができなかったりということは少なくないと思います。

そんなとき、味方になってくれるものの一つが、脳の性質である〝活動興奮〟です。勉強や仕事をしなければならないというとき、「始めるまではたいへんだったけど、いったん始めたら、意外と乗ってきてはかどった」という経験はみなさんにもあるのではないでしょうか。そう、いやいやでも始めてみると、少しずつやる気が湧いてくる。これが〝活動興奮〟の作用です。

このやる気を生む場所は、脳の側座核というところにあるのですが、ある程度の刺激がないと、この側座核はなかなか活動的になりません。つまり、やる気は遅れて湧いてくるのです。そして、いったんスイッチがオンになると、だんだん集中力も上がってくるのです。

この脳の性質を生かすために、なかなか気が乗らないときは、手始めになにか小さなことでもしてみましょう。鉛筆を削る、白紙のページになにかひとこと書いてみるなど、なんでもけっこうです。そんなスモール・ステップを入れることで、いつのまにか日記を書くペースも加速しているはずです。まずは、ペンとノートを買って揃えるところから始めてみませんか？

なお、この〝活動興奮〟には、いったん上がったペースを下げるのは難しいという特徴もあります。調子に乗ってやりすぎてしまうと、反動で翌日以降にテンションが下がってしまうこともありますので、ペース配分には気をつけてください。

ポイント

▼いろいろな感情があふれてきても、あまり心配しない。
▼でも、つらさが抑えられないときは無理はしない。

とくに最初のうちは、感情日記を書くことで、自分でも気づかなかったような感情や思いが出てきて、戸惑ったり、落ち込んだりすることもあるものです。自分自身のより深くにある心の声を聞いたり、自分自身について洞察したりという、これまではあまりすることのなかった作業をするわけですから、無理のないことといえるでしょう。

しかし、回数を重ねるうちに、その感情や思いを客観的に見ることができるようになったり、洞察によって納得のいく答えが出てきたりするようになります。それにつれて、戸惑いや落ち込みの感覚も薄れていくはずです。

ただし、つらい気持ちがどうしても抑えられなかったり、具合が悪くなったり、自分を傷つけたいような衝動に襲われたりするようなことがあったら、無理をしてはいけません。そんなときは作業をやめて、それらのつらさがおさまらないときには心療内科や精神科を受診されるとよいでしょう。結果的に、もともと自身が抱えていた専門的なサポートが必要なほどの感情処理における心の病理が、日記を契機に浮き彫りになった可能性も否定できないからです。

◆書いた日記はどうするか

ポイント

▼だれにも見せる必要はない（見せてもかまわない）。
▼書きっぱなしでもいいが、心と時間にゆとりがあったら、後日、読み返す時間を作る。
▼興味があったら、二次的な作業をしてもよい。

最初にお話ししたように、感情日記は自分だけのものであり、だれにも見せる必要はありません。

そして、とにかく書いて、一次感情を感じることが第一の目的ですので、まずは書いたものは書きっぱなし、出した感情も出しっぱなしでかまわないわけです。

手元に置いておく必要がないと思ったら、それこそ処分してしまってもかまいません。ある日記研究では、筆記用具としてマジックボードを使用したという報告もあるほどです。マジックボードとは筆記面がグレーで、表面のシートを持ち上げると文字が消えてしまう子どものお絵かき用の道具です。出した感情の記録は一瞬にして消えていくわけです。

どんな体裁であれ、感情日記は「とにかく書く」という行為によって、心の奥底にふれたり、そこに潜む感情を解放したりする効果が期待できるのです。

ただし、感情日記をさらに有意義に活用する方法もあります。いちばん簡単なのは、時間と心のゆとりのあるときに、以前、書いた日記を読み返すということです。

読み返すことで、出来事への理解がより深まり、より新たな気づきが得られる可能性が高まります。何度も何度も同じものを読み返すことは最強の学習法とも言われ、さまざまな分野で推奨されている方法の一つでもあります。

さらに、繰り返し読むことでつらい一次感情により慣れることができ、それにつれてよけいな二次感情が自然に消えていくという効果も期待できます。同時に、書いた直後とはまた違う洞察ができたなら、新たな意味づけや、将来への教訓などが得られることもあるでしょう。

また、読み返してみることは、「感情日記を書き続けているのに、健康づくりに役立っているという実感がない」というときにも役立ちます。そのようなときは、日記に感情が十分に記述されていなかったり、洞察が不十分であったりということがしばしばあるようです。つまり、読み返すことは、それまでの内容を点検することにもなるわけです。

書いた日記を再利用する応用編もいくつかありますので、その中の代表的なものを一つご紹介しましょう。

それは、日記の主語を三人称に換えて書き直してみるという方法です。この方法のメリットは、日記の出来事から感覚的・時間的・空間的な距離をおくことになるので、客観的な視点でそれを見られるということです。すると、あまり感情に引っぱられず、その出来事をゆるやかに受け止めることができるようになります。また、その出来事を当初とは異なる視点で見ることで、洞察が深まり、新しい気づきや別の考え方が引き出されることも期待できます。

その意味では、この応用編に挑戦するのは、その出来事について書いた日から一定の日数をおいてからにすることがおすすめです。いやな出来事や気に病んでしまうような出来事のため深い一次感情にさかのぼれないと、浅いところで同じような心配や後悔を回避的な二次思考という形でいつまでもグルグルと堂々巡りしてしまう反芻に陥る方も多いのですが、この視点を変えるという作業が上達すると、一次感情にふれられるようになり、その出来事のことを堂々巡りに考える反芻も次第に少なくなっていく可能性が期待されます。

四人のケース

記述例1　難病で通院中のKさんの日記（男性／50代）

自分は中学生以来の難病で、他の患者の前で「注射」という言葉を使われるととても屈辱的な、言いようのない苦しい感覚が蘇り、看護師などに腹が立って文句を言ってしまい、病院で騒ぎを起こしてしまう。

腹が立つというのもあるが、いたたまれない気持ちになってしまうのだ。そして、そんなことがあると毎回、通院の度に必要な注射治療を行う気持ちが萎えてしまい、不機嫌になってしまい、いつも困った患者だという扱いをされている。

先日も、「他の多くの患者がいる前で注射と言うのはやめてほしい」と言っていたのにも関わらず、迂闊な看護師に「では、今日も注射でよろしいでしょうか」と無神経に言われてしまい、何とも言いようのない苦しい気持ちにおそわれてしまった。

言った看護師は、その直後、はっと青ざめた顔をして、ひたすら謝ってきたが、一度火がつくともう自分で自分のことが抑えられない。自分でも病院のスタッフに「注射と言うな」と言うなんて、無理難題を言っているということはわかっているのだが。

ふと振り返ると、似たような心の痛みを自分の親のことを考えるときに感じるような気がする。

自分の親は、自分の病気と真剣に向き合ってくれなかった。田舎のヤブ医者に誤診され続け、辛い症状に苦しんでいたのにも関わらず、他の病院を探そうともしてくれなかった消極的な父への怒りや、無力な傍観者であり続けた母への悲しさ、さらに、いつも誰も助けにならずに孤独だった不安の気持ちが、今のつらさとどこか深いところで繋がっているような気がする。

そして、そう考えていると、もう一人の自分が、「いい年して、親のことを責めているなんて、なんて情けないんだ。そんなことを考えちゃいけない」と言ってくる気がして怖くなってしまう。

でも、もし感じていいのだとすると、自分は本当にあの頃、本当に孤独でつらかった、悲しかったのだ。難病なんかになってしまったのは、もうしょうがないのかもしれないけど、せめて、もう少し支えが欲しかった。

本音では、「親だろ！　もっとちゃんとしろよ！」と言いたくなる。当時の私はまだ子供だったのだ。「なのに、なぜ何もかも一人でやらないといけなかったのか？」と言いたくなる。

誤診した医者に文句を言って欲しかった。一緒にもっといい治療がないか探して欲しかった。もっと自分の辛さに寄り添ってほしかった。

そう考えると、涙が止まらなくなってくる。本当は自分はずっと深い悲しみを押し殺してきたのだろうか？

そう考えると、そんな孤独に耐えてずっとがまんして頑張り続けてきた自分に愛しい気持ちが湧いてくる。更に、深い悲しみの感情が胸の奥底につきささってくるような感覚に襲われてくる。

解説

Kさんは数回にわたって同じテーマの日記を書きました。ご紹介した日記は3回目のもので、記述するテーマは当初は無神経な看護師に対する怒りといった表面的なものでしたが、同じテーマで回数を重ねるごとに、過去の似たような感情を喚起させる親との体験が表現され、感情の感じ方や洞察も深まっていきました。

何度か日記を書く中で、「注射」という言葉に対するどうしようもなくつらい感覚も徐々に和らいでいったようで、その後も看護師がうっかりその言葉を使ってしまっても、「もう、お願いしてあったのに」と笑いながら受け止められるようになりました。それとともに、難病による痛みの症状も緩和しています。

記述例 2 不倫相手との別れに苦しむYさんの日記（女性／40代）

彼は56歳、2年前の秋、出会い系アプリで知り合って実際に会った彼は、最初は独身だと言ってアプローチしてきました。

少しして、実は奥さんがいたことがわかったのですが、とても魅力的でやさしく、知的で話の面白い男性でした。1年ほどつきあったけど、趣味や価値観がとても合い、互いに小説や詩集の感想を言い合ったり、古い映画のDVDを鑑賞して楽しんだりと、とても夢のような時間を過ごしていました。

でも、ある日、ＬＩＮＥで一方的に別れを告げられ、連絡を絶たれてしまいました。納得のできる理由も書かれていませんでした。

それから彼のことが頭から離れず朝から晩までグルグルと、毎日のように考え続けてしまい、家から出られなくなってしまいました。

そのせいで夜も全く眠れなくなり、精神科に通院して薬もたくさんもらいましたが全く効果なく、ただひたすら彼のことばかり考えては、「自分が至らなかったのではないか」、「どうすれば、別れずにすんだのだろうか」と、それればかり１日中、考えては胸が苦しい思いをしています。

親や友達に会うと、彼の話ばかり数時間してしまうので、もう誰もまともに聞いてくれなくなり、ますます孤立してしまいました。家族や友人には、「どうせ、不倫するような男でしょ？　向こうは本気じゃなかったのよ」とか、「いい年して、情けない男だ」とか言ってなぐさめてくれるのですが、そう言われるとかえってその人たちに腹が立ってしまうのです。そして、ムキになって彼の良さを必死で伝えようとしてしまう自分がいます。

もう1年間もこんな生活を繰り返していて、お風呂にも1カ月入れなくなっています。自分でもこのままじゃいけないと理屈ではわかっているのですが、気持ちがついてこないのです。

そこで、先生に薦められて何度かこのような日記を書いているうちに、ちょっと気づきつつあるのは、自分は別れたという現実を受け止められずに、「自分がどうにかすれば、何とかなったんじゃないだろうか」と悪あがきをしているのではないかということです。でも、それを本当に認めてしまったら、私はおかしくなってしまいそうで怖い……。同時に、それを考えると、ものすごい吐き気も襲ってきます。

胸に手を当てて感じてみると、とてもきつい心の痛みがある自分に気づきます。何か言いがたい感覚なのですが、それを感じていたら悲しくないのに涙が止まらなくなってしまうのです。

でも、最近はだんだんと悲しい気持ちも強く感じられるようになった気がします。こんな感情を感じていいのだろうかと、とても不安な気持ちに襲われるけど、でも抑えられない悲しみが刻々と強まる感覚があります。

でも、深く悲しんでいると、その後でなにかちょっとだけ体の力が抜けて、楽になるような感覚も出てきています。これは何が起きているのでしょうか？

解説

失恋をきっかけに、ノイローゼ状態や燃え尽きたような無気力感を発症したＹさん。何カ月にもわたって、一緒にいて楽しく、魅力的な彼氏のことや、つきあっていたころの過去の思い出、それと同時に、彼と別れることになった自分の至らない言動や容姿を責める言葉、後悔の思いなどが侵入思考や反芻思考として出現して、まともな生活もできないほどになっていました。

しかし、感情日記を何度も書く中で、自分の中に眠っていた深い感情を表現できるようになっていき、それにつれ、彼へのこだわりが徐々に和らぎ、侵入思考や反芻思考も減っていきました。

日記を書きはじめて数週間後には、ようやく、夜、熟睡できるようになり、外出したり、お風呂に入ったりという通常の日常生活も送れるようになりました。

記述例３ 大動脈解離を治療中のＴさんの日記（男性／50代）

あの日もまたケンカしてしまった。いつも妻と自分は、売り言葉に買い言葉で、ケンカばかり繰り返してきた。

妻は心配性なのか、干渉しすぎるタイプで、一度小言がはじまると、あれもこれもと際限なく口出ししてくる。そこで自分はふてくされて、聞く耳をもつどころか、怒鳴ってキレてしまう。倒れて救急車で運ばれた日の前の晩もそうだった。

怒りっぽくせっかちな自分は、タイプAの性格だと医者から言われた。このタイプは心臓病などの危険性が高いらしい。こんな性格、なんとか直さないといけないと頭ではわかっているのだが、一度、カーッとなると、もう頭の中が真っ白になり、壁を蹴ったり、妻に怒鳴ったりしてしまう。

心の深いところで何を感じているのかと考えてみた。

自分は、来年春からこれまでの専門知識を扱う部署を離れ、慣れない営業部署に異動するということが決まっていて、その不安がとても強いと感じている。

なぜ、不安なのか?

自分はプライドの高いタイプかもしれない。ちょっとでも相手に下に見られたと感じると、とても強い怒りを感じてしまう。実は、今回の部署異動も、私の態度について、得意先からクレームが来たことが関係していると聞いている。こんな自分が営業という新しい部署でやっていけるのか。

この間、入院中に病院のコーヒーショップで女子店員に笑顔で挨拶された時、「昼間から仕事もしないでこんなところで油を売って、役立たず社員さんはお気楽でいいですね」と嫌味を言われているような強い不快感を感じた。ただ挨拶されただけなのに、どうしてそう感じてしまうのだろうか？

自分は、どこか自信がなくて、職場でも家でも虚勢を張っているのではないだろうか。無能な自分の本性がばれるのが不安でたまらないのだ……。これは小さい頃から両親から一度も褒められたことがないことに関係しているかもしれない……。そう思うと、心の底に何とも言えない悲しみが湧き起こってくる……。

解説

Tさんは、本書の「はじめに」でご紹介した大動脈解離の患者さんです。この病気は高血圧が大敵なのですが、Tさんは治療抵抗性という治りにくい高血圧だったために、いろいろなクスリを使っても数値が一向に下がらず、大動脈解離の再発が心配されていました。

ところが、感情日記を何度か続けてみたところ、数値がいきなり正常化。ご本人はもちろん、心臓外科の専門医の先生も驚かれるという結果を得ることができたのでした。

なお、タイプAとは、第1章でも触れましたが、狭心症・心筋梗塞等の患者には、性急かつ競争的・攻撃的・野心的な行動パターンをとる人が多いというもので、1950年代にアメリカの医師フリードマンが発見した有名な研究です。

記述例4 拒食症で通院中のFさんの日記（女性／30代）

私が物心ついたころから、実家は商売をやっていた。父親は家族に関心がない人だったので、期待もしていなかった。母親のことは好きだったが、家事と家業で忙しかったので、私はなに一つ、きちんと向き合ってもらうことができなかった。

母親だって忙しく、私たちの生活のためにがんばってくれていたのだから、いい年して、こんな昔の不満を言うのは情けないのかなと思う。

だけど、やっぱりクラスメートのおかあさんたちと比べると、なにかが違っていた気がする。それがつらかったわけではないのだけど、私が小学校でいじめられている時にも、相談するどころか、まったく話を聞いてもらえず、「うちはしょうがないのかな、でもちょっと、よそのうちとは違うな」とか、考えてはいた気がする。

でも、同時にそうやってすぐに親に甘えようとする自分は、わがままな子でいけない子だと言い聞かせてきた。

こんなことを書いていたら、なぜか涙が出てきて止まらない。頬を涙が伝わる感覚を感じていたら、なぜか心に強い痛みが感じられてくる。胸の奥で私は何を感じているのだろうか？

顔が紅潮してきて、抑えられない感覚が湧き上がってきた。当時小学生の時の、「親だろ！　あんたが産んだんだろ！　こっちは好きで生まれてきたんじゃないんだ！」という今まで抑えてきた怒りの感情が湧き上がってくる。これまでずっと「そう思うのは、いけないことだ」と自分に言い聞かせてきたのに。それに伴い、「いつかわかってもらえるのではないか」という淡い期待が裏切られたようなとても悲しい気持ちが沸き起こってくる。

こんな考えをいい年してまだ持ち続ける自分にどこかで罪悪感を覚えながらも、滝のように流れ続ける涙に沈みながら、私はもしかして本当に当時、強い悲しみを感じていたのではないだろうか……と考え出すと、これまで覚えたことのない、深い、深い悲痛感が感じられてくる……。

解説

拒食症のFさんは、一時は体重が20キロ台になるほど深刻な状況でした。理屈では「痩せていても仕方ない」とわかっていながら、「痩せたくて仕方がない」というこだわりが消えなかったのです。

この日記を書いたあとも、母親は「私には非がない。私が謝ればいいというのか？私だってしょうがなかった」といった言葉を繰り返し、Fさんとの関係が著しく改善したとはいえません。しかし、何度も日記を書くうちに、ノドの奥の重いつっかえがとれていくような感覚があったとのことで、それとともにFさんの痩せ願望は自然と和らいでいきました。

現在は食事への恐怖感も減り、体重も40キロ超まで順調に回復しています。毎日が楽しくなり、疎遠だった友だちと遊びにいくようにもなり、家事も積極的にできるようになりました。頭ではわかっていたものの、心のわだかまりとして引っかかっていた部分がスーッと消えていく中で、あれだけこだわっていた母への囚われに不思議と距離がとれるようになってきたと笑いながら話してくれています。

第4章

感情日記が健康づくりに働くメカニズム

1 自律神経
――高血圧／ぜん息

感情の高ぶりと自律神経について

第1章でお話しした日記による高血圧の改善は、いくつかの根拠から説明することが可能です。そのなかでもとくに大きいのが、日記が自律神経機能にもたらす影響です。

高血圧の9割は本態性高血圧といわれます。これは他の病気が原因で起こる二次的なものではなく、はじめから高血圧として独自の症状を示すもので、原因としては、遺伝・食生活・運動不足・精神的ストレスなどが挙げられます。感情日記にはこのうち精神的ストレスによる心身の負担を和らげる作用があると考えられているわけです。

精神的ストレスは、自律神経に慢性的な緊張状態を作り出します。自律神経は、脈拍・血圧・発汗・消化機能など私たちの生命維持に欠かせない機能を司っているもので、交感神経と副交感神経の2つからなります。このうち、交感神経は活動時や緊張しているときやストレスを感じているときに優位になり、一方の副交感神経は休んでいるときやリラックスしているときに優位になり、両者の絶妙なバランスにより心身の健康は保たれています。

このバランスを崩す要因の一つが感情面のストレスです。

まずは感情の動きと自律神経に関するおもしろい実験がありますのでご紹介しましょう。

この実験は１９９７年、米・スタンフォード大学のグロス博士らによって行われました。参加者には悲しい映画等を見せて、そのときに湧き上がってくる感情は意図的に出さずにためこんでもらいました。また、悲しい感情を感じると、私たちは涙を流したり、顔を手で覆うなどの動作をしたりするものですが、そうした行動も抑えてもらったところ、交感神経系が即座に興奮しだすことが示されたのです。

じっと静かに座っているのに、参加者らの血圧は上がり、脈拍は速まり、指先では皮膚電気抵抗が高まりました。皮膚電気抵抗の上昇は手汗が増加していることを示し、交感神経の興奮度合いの評価に使われます。ウソ発見器などにも応用されている技術です。

この実験は一時的な感情の起伏による影響を調べたものですが、これが長期にわたる精神的ストレスやトラウマとなると、交感神経はたえず刺激され、慢性の緊張状態が続きます。すると、心身は休まる間がありませんから、病気・症状などの不調も起こりやすくなります。

その代表選手が血圧です。これら感情面のストレスが、慢性的な高血圧の原因になっているのです。

日記研究の草分けであるペネベーカー博士や、ニュージーランド・オークランド大学のパトリエ博士の日記研究では、日記を書く前後に、先ほどの実験と同じような方法で参加者の各機能の測定が行われました。すると、日記を書いたあとは脈拍数が低下し、血圧は下がり、指先の皮膚電気抵抗も低下していたことが確認されたのです。すなわち、感情日記が自律神経の緊張を緩和する役割を果たしたと考えることができます。

ペネベーカー博士は、「抑圧した感情による心身へのストレスは、たとえ微弱であっても長期にわたることで、二次反応的な身体反応として、血圧の上昇を含め、病気に弱い体質を生み出す」と唱えています。

感情日記はそうした状態を改善すると考えられています。これについては、テキサス大学のゴートナー博士、ボストン大学のスローン博士、ペネベーカー博士などによる複数の研究が行われていますが、いずれも感情日記を書くことを通じて一次感情に向き合うことで、二次反応的な、考えたくもないのに考えやイメージが頭に浮かんでしまう侵入思考や同じことを何度もクヨクヨと堂々巡りに繰り返し考えてしまう反芻思考が減り、その結果、心理的・生理学的な過覚醒が軽減したことが示されています。

実際、リーズ大学のダリル博士らは、このクヨクヨする反芻思考がもともと強い人ほど日記の血圧低下効果が高く得られるということを証明しています。

また、感情日記によってこの2つの病的思考が完全に消えなかったとしても、軽減するだけで、それらがもたらす精神的なダメージは大きく和らぐとも報告されています。いやな考えがある程度残っていても、感情的な苦痛は減らすことができるということです。この苦痛の軽減からは、一度回復したうつ病の再発リスクを減らすことも期待されています。

さらに、米・カリフォルニア大学のグリーンバーグ博士らは、「日記には感情の自己調節効果がある」という報告を行っています。

その報告の根拠となっているのが第2章で解説した〝馴化《じゅんか》〟（慣れ）です。博士らは「日記とは自分の思うままに書くことができて、だれからものぞかれたり、非難されたりすることのない安全な場」としたうえで、「この安全な場でつらかった出来事にあらためて直面するという体験を繰り返すことで、そこで感じていた怖れやストレスへの馴化が可能になり、交換神経の慢性的な興奮を失わせていくことができる」としています。

また、グリーンバーグ博士は、「深刻なトラウマ体験をしているときほど、感情日記による大きな効果が得られる」ということも併せて示しています。

ところで、血圧は怒りの感情の影響を受けやすいといわれますが、血圧のみならず、怒りはさまざまな病気と関連することが知られています。

たとえば、米国立老化研究所の研究では、「競争心が強く、攻撃的な性格の人は、心臓発作や脳卒中の要因となる動脈硬化を起こしていることが多い」という報告がなされています。

また、「怒りの感情は、心臓発作を起こすリスクを通常より8・5倍も高める」という報告もなされています。これは、オーストラリアの診療所が、心臓発作を起こした患者300人以上を対象に行った調査で明らかになったことです。「発作が起こる前の48時間の間に、なんらかの怒りの感情を経験していたかどうか」という質問をしたところ、激しい怒りの感情を生じた人は、その後2時間以内に心臓発作を起こすリスクが、通常より8・5倍も高いということがわかったのです。

一方、怒りは出しすぎるのもよくないのですが、「内側にためこみすぎるのもやはりよくない」という報告もあります。大阪府立健康科学センターが5000人の参加者を4年間にわたって追いかけた研究によるもので、怒りを内側にためやすい人は、そうでない人に比べ、高血圧を患うリスクが約1・5倍に高くなるという結果が出ているのです。

第1章でもふれたように怒りのことを英語で〝アンガー〟といいますが、その怒りの出し方には〝アンガー・アウト（anger out）〟、〝アンガー・イン（anger in）〟という2つのパターンがあります。

〝アンガー・アウト〟とは怒りが自分の外側（アウト）に向かうこと、つまり、怒りが他者に向かう傾向のことで、具体的には身体的攻撃・言語的攻撃・告げ口などの行動として表れます。これに対して、〝アンガー・イン〟とは怒りを自分の内側（イン）に向ける方法で、一般的に多いのは、怒りの感情を〝抑える〟という形です。そして、圧倒的に多くの人がとっているのがこの〝アンガー・イン〟の行動です。

そこで、役に立つのが、〝アンガー・コントロール（anger control）〟という方法です。感情の赴くままに怒りを爆発させるのでもなく、また、怒りを感じないようにしたり、がまんしたりするだけでもなく、「怒りは適切に処理する」というのがこの〝アンガー・コントロール〟の考え方です。

そのために大切なことの一つが、怒りの背後にある一次感情をきちんと感じきり、二次感情の怒りをふくらませすぎないということです。それを改善すれば、自律神経が興奮状態に置かれる頻度がぐっと減り、血圧をはじめとした健康への影響も小さくしていくことが可能になります。そして、その怒りのコントロールにも、感情日記を役立てることができるのです。

もちろん全員が血圧低下を感情日記で得られるわけではないのですが、どういうタイプの人により効果が得られるのかといった研究に加えて、近年ではリラックスすると増えるといわれる脳波、アルファ波を増やすバイオフィードバック訓練を組み合わせることによって、感情日記の血圧低下の効果が増強するなど、生理的メカニズムの知見を応用して効果を高める試みもなされてきており、より注目が集まってきています。

◆成人型ぜん息

ぜん息というと子どもがかかるというイメージをもつ人は多いと思いますが、じつは近年は大人が発症するケースも増えています。大人になって突然、気管支ぜん息を発症するので、これは〝成人型ぜん息〟と呼ばれます。

成人型ぜん息は、小児ぜん息の移行・再発によって罹患する例も少なくありませんが、じつは全体の70〜80%が子どものときには経験がなく、成人になって初めて症状が出たという人たちです。そして、そのうちの60%以上が40〜60歳代で発症しています。成人型ぜん息は、社会においても家庭においても中心となる世代に多い病気といえそうです。

成人型ぜん息の患者数はこの30年間で約3倍に増加し、とくに男性に多いとの報告もあります。また、医学の進歩とともに減少傾向にはあるものの、ぜん息のために亡くなる人が、高齢者を中心に年間２０００人以上（２００９年時点）にのぼるということも厚生労働省『人口動態統計』によって示されています。

気管支ぜん息とは、気道や気管支などに炎症が起き、空気の通り道が極端に狭くなる疾患です。炎症を起こした気道はホコリ・ダニ・たばこの煙などの刺激に過敏に反応して発作的にけいれんを生じるようになるため、空気が流れにくくなり、咳が出たり、呼吸をしたときに「ゼーゼー、ヒューヒュー」と気管支が笛のように鳴ったり、ひどいときには著しい呼吸困難を起こしたりします。

子どものぜん息の場合は、その６〜７割は肺が成長してくる12〜13歳ぐらいになると症状が軽減し、そのまま完治することも少なくないといわれますが、成人型ぜん息は治りにくく、慢性化・重症化しやすいのが特徴です。

ぜん息の要因の75％は遺伝的体質だといわれますが、残り25％を占めるのが環境的な因子です。具体的には、アレルギー体質またはアトピー体質といわれるものが根底にあり、ストレスがその発症の引き金となることが多いと考えられているのです。

ここでいうストレスとは、低気圧・高温多湿・曇天などの天候や気候、排気ガスの粉じんなどの物理的ストレス、喫煙・アルコール・風邪・過労などの肉体的ストレス、緊張感・不安・心理的なあせり、人間関係におけるプレッシャー・怒りといった精神的ストレスなどさまざまです。

ここで、アメリカ医学会の発行する『JAMA』で紹介された研究をご紹介しましょう。同誌は世界中の医師や研究者が購読する権威ある雑誌です。実験は61人のぜん息患者と51人の関節リウマチ患者を対象に行われましたが、ここではぜん息患者に関することのみ記述します。

■ **成人型ぜん息に関する研究**

米・ニューヨーク市立大学のスミス博士らは、61人のぜん息患者をランダムに2グループに分け、それぞれに日記を書いてもらい、その前後の呼吸機能の状態を評価した。いずれも文体や誤字・脱字は気にせず、内容に集中して書くよう促した。

所要時間 1日20分×3日連続

テーマ [Aグループ] 感情日記「これまでに、もっともストレスに感じた出来事について」。そのときの状況および心に湧いてきた感情を表現する。

[Bグループ] 日常日記「きょうの予定について」。感情は排し予定のみを淡々と記述する。スケジュール管理によるストレス軽減も意図されていた。

成人型ぜん息に対する感情日記の効果

呼吸機能（平均の一秒率）の変化（単位：％）

Aグループ（感情日記）	開始時　約64％　→　４カ月後　約77％
Bグループ（日常日記）	開始時　約64％　→　４カ月後　約67％

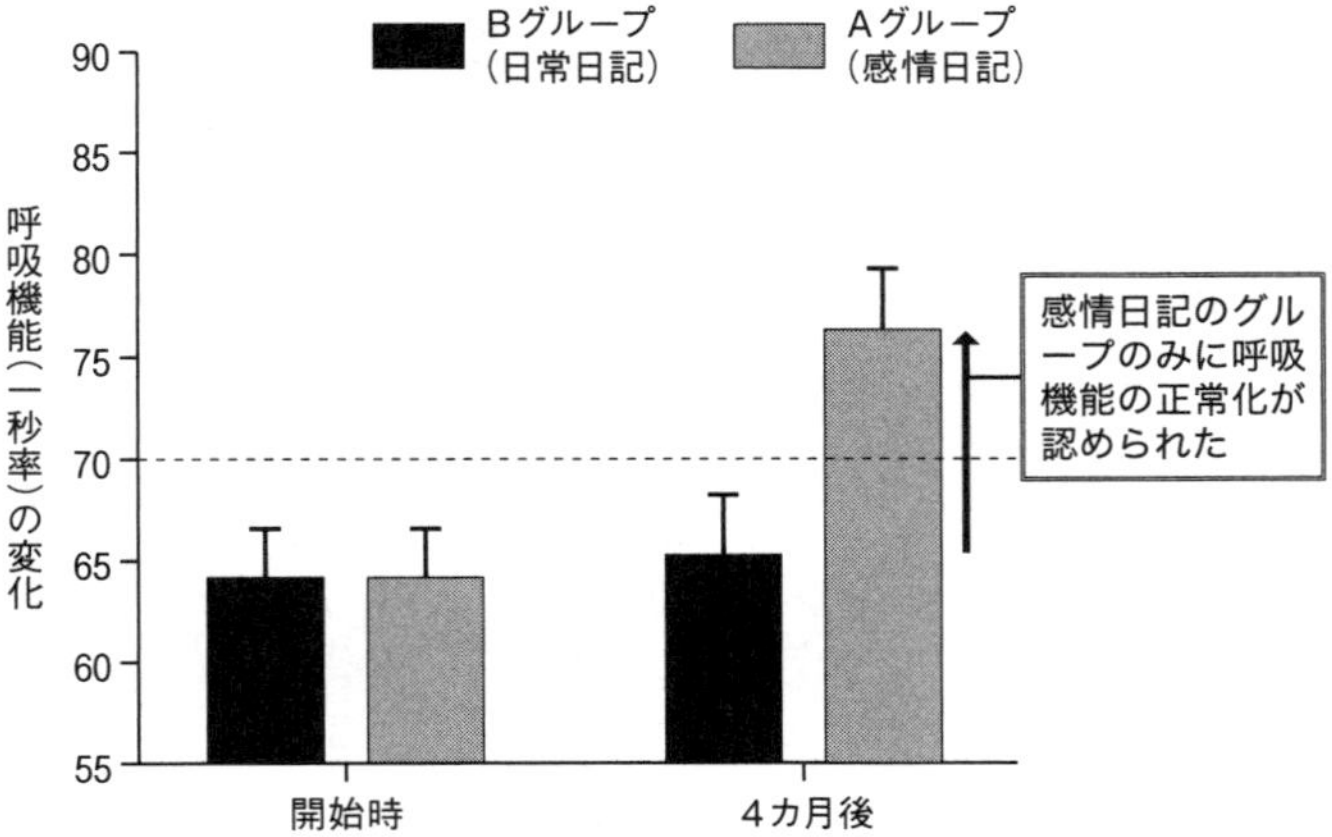

４カ月後の呼吸機能改善状況（単位：％）

	改善	変化なし	悪化
Aグループ（感情日記）	47.1％	48.6％	4.3％
Bグループ（日常日記）	24.3％	54.1％	21.6％

感情日記では改善は多く、悪化は少なかった

［出典］Smyth, J. M., A. A. Stone, et al. (1999). "Effects of writing about stressful experiences on symptom reduction in patients with asthma or rheumatoid arthritis: a randomized trial." Jama 281 (14): 1304-1309

呼吸機能の検査は〝一秒率*〟と呼ばれる方法で行われた。これは70％以上なら正常とされるもので、開始時の全員の平均は約64％だったが、2週間後からAグループのみこの値が上昇し、4カ月後には平均値で約77％と明らかな改善が見られた。

さらに詳細を見てみると、日記による改善効果はAグループの約半数にあたる47・1％に現れていたのに対し、Bグループは24・3％であった。逆に症状が悪化したのは、Aグループが4・3％のみだったのに対し、Bグループは21・6％であった。

はっきりとした改善効果を得た参加者の感情日記でいちばん多く選ばれたテーマは、愛する人や近親者の死、人間関係のトラブルに関するもので、ほかに事故や災害の経験を綴ったものも少数見られた。3日間を通じては、一つのテーマについて繰り返し書く人もいれば、毎日、違うテーマで書く人もいた。

*一秒率：呼吸機能を測定する指標のひとつ。思いきり息を吸って、すばやく吐き出したとき、最初の1秒間で吸った息の何％を吐き出せるかを評価するもので、70％以上であれば呼吸機能は良好とみなされる。

この研究でもっとも興味深いのは、悲しい出来事や心労、ショッキングな出来事について書いた人には明らかな呼吸機能の改善効果が現れたという事実です。これは、感情的ストレスがぜん息の要因の一つとなっていて、日記を書くことでそれが癒され、症状が改善したということを示唆しています。

ぜん息の発作の引き金の一つとしては、ぜん息という病気そのものへの不安が関わっているともいわれます。「いつ発作が起こるかわからない」「夜中に息のできないほどの発作に襲われることもあるかもしれない」「この病気のために職を失い、社会生活に支障が出てしまったらどうしよう」。こうした不安がさらなる発作を呼び、不安をますます大きくするという悪循環を作りかねないと考えられているわけです。

そのため、ぜん息の治療には心身両面からのケアが欠かせないと考えられており、クスリをきちんと飲んでも想定通りに治療効果が上がらないときは、患者の感情・心理面を見ていくことが大切だともいわれています。ちなみに、精神的ストレスによってぜん息が引き起こされる詳細なメカニズムはまだ十分には解明されていません。

前述のように、ぜん息には免疫機能も大きく関わっているのですが、精神的ストレスが過剰な免疫反応の要因となり、ぜん息悪化へと至らせるのがその一因だと考えられています。また、最新の研究では、「気道の炎症には脳の興奮が関わる」という報告もなされています。

ぜん息には、抗アレルギー剤、ステロイド剤などのクスリを長期的に継続しつづけることが必要ですが、それだけではコントロールが難しい場合も少なくありません。

もしも、感情日記を書くことで少しでも症状が楽になるのなら、さらに、一定の予防効果が得られるのならば、試してみる価値はあるのではないでしょうか。

2 免疫系

——傷の治り／関節リウマチ／ヘルペス／B型肝炎／HIVウイルス

ストレスと免疫反応の深い関係

ここからは、免疫反応をテーマにお話しししていきたいと思います。

免疫反応とは、私たちのだれもがもつ体の防御システムです。体内に細菌やウイルスが侵入してきたり、体のどこかでがん細胞が発生したり、外傷や打ち身などの物理的な刺激を受けたときに、菌と戦ったり、ケガを治したりして体を危機から守る仕組みです。

じつは感情日記の提唱者であるペネベーカー博士自身、かなり早い時期に日記が免疫反応にもたらす影響についての研究を行っています。

博士らは免疫反応の活性化の指標として、リンパ球の幼若化《ようじゃくか》の状態を調べました。リンパ球とは白血球の一つであり、つねに体の中をパトロールしながらがん細胞やウイルスなどの病原体と戦っている免疫細胞です。

そして、幼若化とは、リンパ球が細胞分裂可能なアクティブな状態になること、すなわち、免疫細胞として戦闘体制に入ることをいいます。成熟したリンパ球は、それ以上、分裂することはないのですが、ウイルスなどの敵を感知すると成熟前の形態に若返って活性化し、細胞分裂して増殖しようとするのです。病気の脅威から体を守るために、攻撃の手を増やそうとする反応であるわけです。

ペネベーカー博士らの実験には50人の大学生が2グループに分けられて参加し、片方のグループだけが1日20分間の感情日記を4日間にわたって記述しました。そして、日記を書きはじめる前日、4日目の日記を書いた直後、書いてから6週間後の3回にわたって血液が採取され、血中のリンパ球がどのぐらい幼若化しているかが調べられたのです。

実験ではPHAとConAという2つの細胞分裂促進物質が用いられましたが、まず、PHAによるテストでは、6週間後、感情日記を書いた学生たちにだけ免疫反応が活性化していることが認められました。さらに、ConAによる日記4日目のテストでは、文章中に自分自身のことや感じた感情について十分に自己開示できた学生たちは、リンパ球の分裂が大幅に促進されていることがわかったのです。

この研究はまさに感情日記には免疫反応を高める効果があるということを示唆しています。

そして、免疫反応が高まるということは、がんや感染症をはじめとしたさまざまな病気・ケガに対する抵抗力や治癒力を高める可能性があることを意味します。

第1章でお話しした「傷の回復スピード」にもまさにこの免疫反応が関係しています。

通常、傷は免疫反応のプロセスを踏んで回復していくのですが、ストレス状態やうつ、不眠などがあるときは、この免疫反応がスムーズに進まないことがわかっています。コルチゾールを主としたストレスホルモンの分泌が増大するからです。

ストレスホルモンは、免疫反応の第一段階が終了すると、「炎症を停止せよ」という命令を脳に送る役割を担っています。が、その分泌がストレスで増えすぎると、免疫反応が弱まったり、細菌やウイルスを十分に叩く前に戦いを終えてしまったりということが起こります。

傷の治りとストレスの関係については、1995年、オランダの権威ある医学誌『ランセット』に掲載された、ニュージーランドのキーコルト・グレイサー博士らによる研究*が広く知られています。

研究に参加したのは26人の女性です。いずれも60代で、家庭の収入水準も同程度ですが、13人は多大なストレスを伴うといわれる認知症の家族の介護を行っており、残りの13人はこれといったストレスは抱えていない人たちでした。

実験は体の組織を使うバイオプシー検査（生検検査）として行われ、全員が皮膚に直径約３・５㎜の傷穴を作り、写真判定とオキシドールへの反応によりその回復の経過が観察されました。オキシドールというと懐かしさを感じる人は多いかもしれません。ご存じのとおり、血液や膿に反応する殺菌・消毒剤で、白い泡が多く立つほど傷はまだ生々しい状態といえます。

６週間後、介護をしていない人々の傷は半分以下の大きさにまで回復していました。しかし、介護グループの人々の傷の治るスピードは遅く、まだ1割程度しか小さくなっていませんでした。

また、血液検査も行われたところ、介護グループの人々の血液中にはサイトカインという物質が少ないということがわかりました。サイトカインは免疫情報の伝令物質と呼ばれ、細菌などの外敵を見つけると、「免疫反応を起こせ」というメッセージを全身に送る役割を担っています。そのサイトカインが少ないということは、免疫反応が起こるのが遅れたり、十分に働かなかったりする可能性があることを示します。

２グループの違いは介護のストレスがあるかどうかということですので、免疫反応に差が出たのもこのストレスの有無によるものと考えられます。したがって、この研究の結果が示すのは、「ストレスがあると、免疫反応がスムーズに働かず、傷の治りが遅くなる」ということといえそうです。

そして、そこから推測できるのは、ストレスを和らげることができれば、免疫反応はスムーズに働くようになり、傷の治りも早まるということです。第1章で、「感情日記を書くことで、傷の治りが早まった」という研究を紹介しましたが、それも実際に日記が精神的なストレスの改善に役立ったからと考えることができるでしょう。

＊［出典］Kiecolt-Glaser, J. K., P. T. Marucha, et al.（1995）. "Slowing of wound healing by psychological stress." Lancet 346（8984）: 1194-1196.

◆関節リウマチ

免疫系の疾患の代表的なものに関節リウマチがあります。関節リウマチは自己免疫疾患といわれ、本来なら外部から侵入したウイルスや細菌を攻撃するはずの免疫システムが、自分自身の体の組織を攻撃することによって起こる病気です。

その攻撃は関節の軟部組織・血管、ときには肺など体の多くの部位の結合組織に向かい、痛みや腫れなどを引き起こします。さらに、関節の軟骨・骨・靱帯が破壊されると、足首や手指などに変形・不安定化・瘢痕《はんこん》化＊などが起こります。体全体にも影響を与え、微熱・食欲減退・倦怠感などの全身症状や、目や口の乾き・皮膚の潰瘍・肺の炎症などを伴うこともあります。

前節でぜん息と日記にまつわるアメリカの研究をご紹介しましたが、この研究には同時に関節リウマチ患者も参加していましたので、今度はその結果を見てみましょう。

■ 関節リウマチに関する研究

米・ノースダコタ州立大学のスミス博士らは、51人の関節リウマチの患者を、ランダムに2グループに分けて症状の評価を行った。

所要時間　1日20分×3日連続

テーマ　［Aグループ］感情日記「これまでに、もっともストレスに感じた出来事について」。そのときの状況および心に湧いてきた感情を表現する。毎日、違う出来事について書いても、3日続けて同じ出来事について書いてもよい。

［Bグループ］スケジュール管理によるストレス軽減を目的とした日常日記「きょうの予定について」。感情は排し、予定のみを淡々と記述する。

症状の評価はリウマチ専門医が行い、病気の活性度・症状の重症度・痛みの広がり具合・圧痛の有無・関節の腫れや変形の有無、日常生活能力など幅広い視点からの判

関節リウマチに対する感情日記の効果

症状の評価

Aグループ（感情日記）	開始時　中度　→　４カ月後　軽度に近い中度
Bグループ（日常日記）	開始時　中度　→　４カ月後　中度

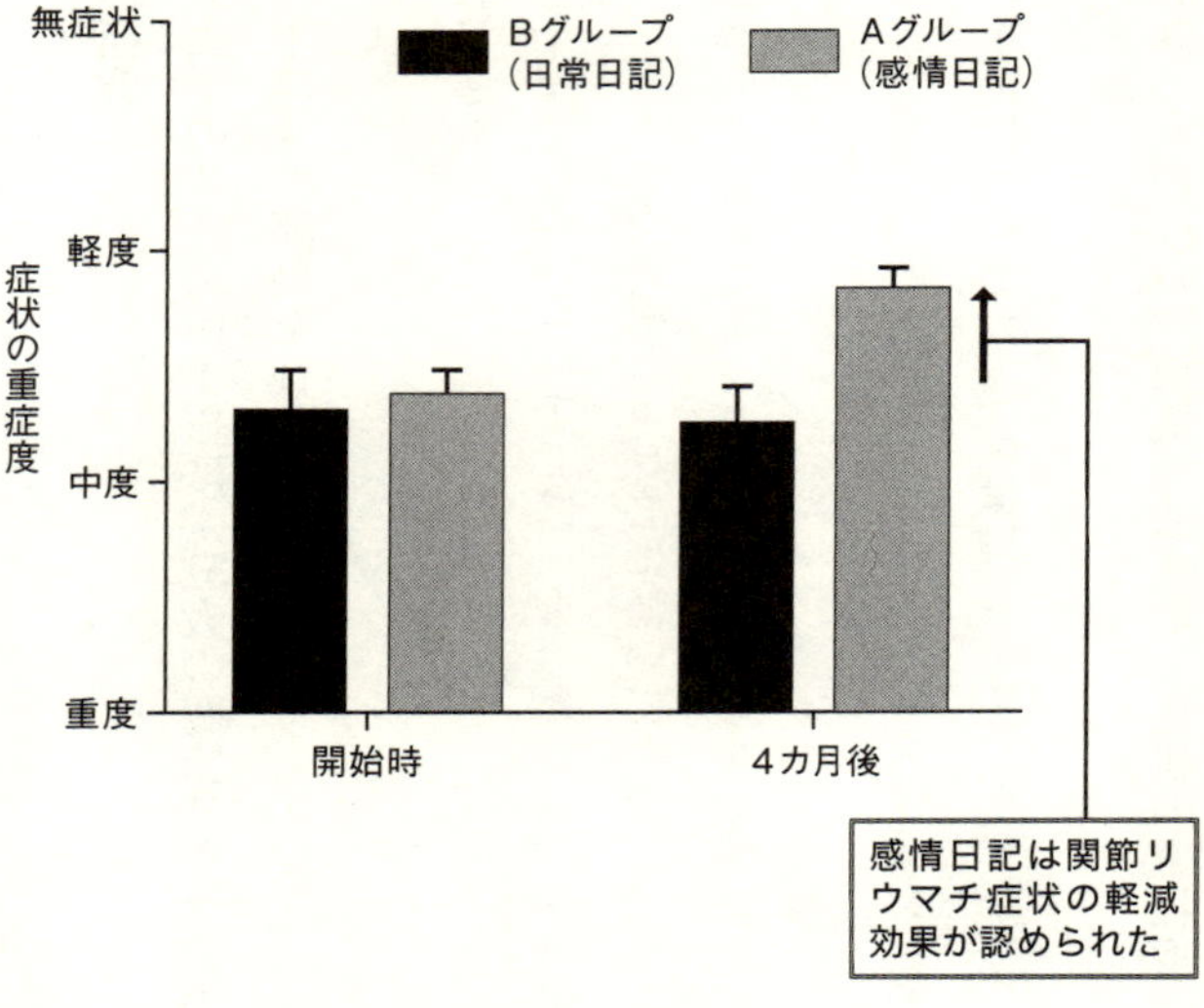

［出典］Smyth, J. M., A. A. Stone, et al. (1999). "Effects of writing about stressful experiences on symptom reduction in patients with asthma or rheumatoid arthritis: a randomized trial." Jama 281 (14): 1304-1309.

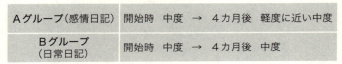

定がなされた。

その結果、Aグループには最初のうちは変化がなかったが、4カ月後にはリウマチ症状の28%が減り、症状の重さは当初の〝中〟から〝軽〟に近いレベルへと改善が見られた。

なお、ぜん息の場合と同様、日記の効果は感情日記を書いたAグループの中でも、愛した人の死、近親者の死、人間関係の深刻なトラブルなどについて書いた約半数の人にだけ現れた。


関節リウマチの悪化には、心理的ストレスや不安が大きく関わっていると考えられており、この病気の患者にはストレスの発散・解消がうまくできない人が多いといわれます。

症状を改善するためには、クスリなどによる治療だけでなく、精神的な安定を確保することも有用だといえますが、ご紹介した研究からは、感情日記が心のバランスを取り戻す一助になったことがうかがえます。

なお、ぜん息患者を対象とした同じ研究では、日記を書いた2週間後からAグループの人々に症状の改善効果が現れはじめましたが、関節リウマチでは両グループの症状の差はすぐには見られませんでした。その差が4カ月後から急に現れるようになったのは、ぜん息と関節リウマチの免疫的な機序（作用の仕組み）の違いに起因するのではないかと研究者たちは考察しています。

＊瘢痕化：外傷が治ったあと皮膚に変性部分が残ること。繊維細胞・コラーゲン・毛細血管などが癒着してできるもので、次第に硬さを増す。

◆ヘルペスウイルス

疲れたときやストレスのたまったときに、口内炎ができたり、帯状疱疹が発症してひどい痛みに襲われたりという経験をもつ人は多いのではないでしょうか。

その犯人が、ヘルペスウイルスです。ヘルペスとは水ぶくれが集まった状態をいいます。ウイルスはぜんぶで8種類あり、さまざまな感染症の要因となっています。

8種類の中の一つのEBウイルスには、日本人の98％が感染しているといわれます。キスをしただけでもうつるので〝キス病〟と呼ばれることもあり、ふだんはこれといった自覚症状はありませんが、体の抵抗力が弱ったときなどに、高熱やノドの痛みなどを伴う伝染性単核症という症状を引き起こすことがあります。

最近は研究が進み、この伝染性単核症は、口が異様に渇くシェーグレン症候群や、原因不明の疲労感に悩まされる難病の慢性疲労症候群の原因になると考えられています。さらに重症化すると、肝炎・悪性リンパ腫・上咽頭がんなど、命に関わる病気の原因となることもわかっています。

さて、ヘルペスウイルスに関する日記研究がありますので、さっそく見てみましょう。

■ ヘルペスウイルスに関する研究

米・マイアミ大学のエスターリング博士らは、57人のヘルペス感染者を対象とした日記研究を行った。参加者はいずれもEBウイルスが陽性であることが確認されているが、病気は発症していない健常人である。研究は参加者をランダムに3グループに分け、次のような方法で実施された。

所要時間　1日20分×週1回×3週間

テーマ　［Aグループ］感情日記（記述）「これまで他人にはあまり話したことのないストレス、トラウマになった出来事、罪悪感を感じつづけていることについて」。その出来事・状況およびそのときに抱いた感情を文章に表現する。

［Bグループ］日常日記「寝室のクローゼットの中身、もしくは日常の些

細な話題について」。メモでも落書きでも形式は問わず、好きなことを気軽に書く。

［Cグループ］感情日記（口述）。Aグループと同テーマ。その出来事・状況およびそのときに抱いた感情を、信頼できるだれかに話を聞いてもらうような気持ちでテープレコーダーに吹き込む。

実験の評価は、EBウイルスの活発さの指標である体内の急性のウイルス抗体量の測定によって行われた。その結果、感情日記を書いたAグループではウイルス抗体量の減少（ウイルスの沈静化）が証明されたが、とるに足らないテーマで書いたBグループのウイルス抗体量はじわじわと増加していた（ウイルスの活発化）。

感情日記で通常書かれる内容を声に出し、テープレコーダーに録音したCグループにおいてもウイルス抗体量の減少が認められた。その結果はAグループよりもさらに良好で、「文章に書く以上に、声に出して話したほうが、より免疫効果が上昇する」ということが示された。

さらに、この研究では、性格の傾向による結果の解析も行われた。そこからは、「他人に気を使い、気持ちを抑圧することの多い人」に、筆記・口述ともに感情日記的な介入の高い効果が得られたことがわかった。逆に、「他人に対して怒りなどの感

ヘルペスウイルスに対する感情日記の効果

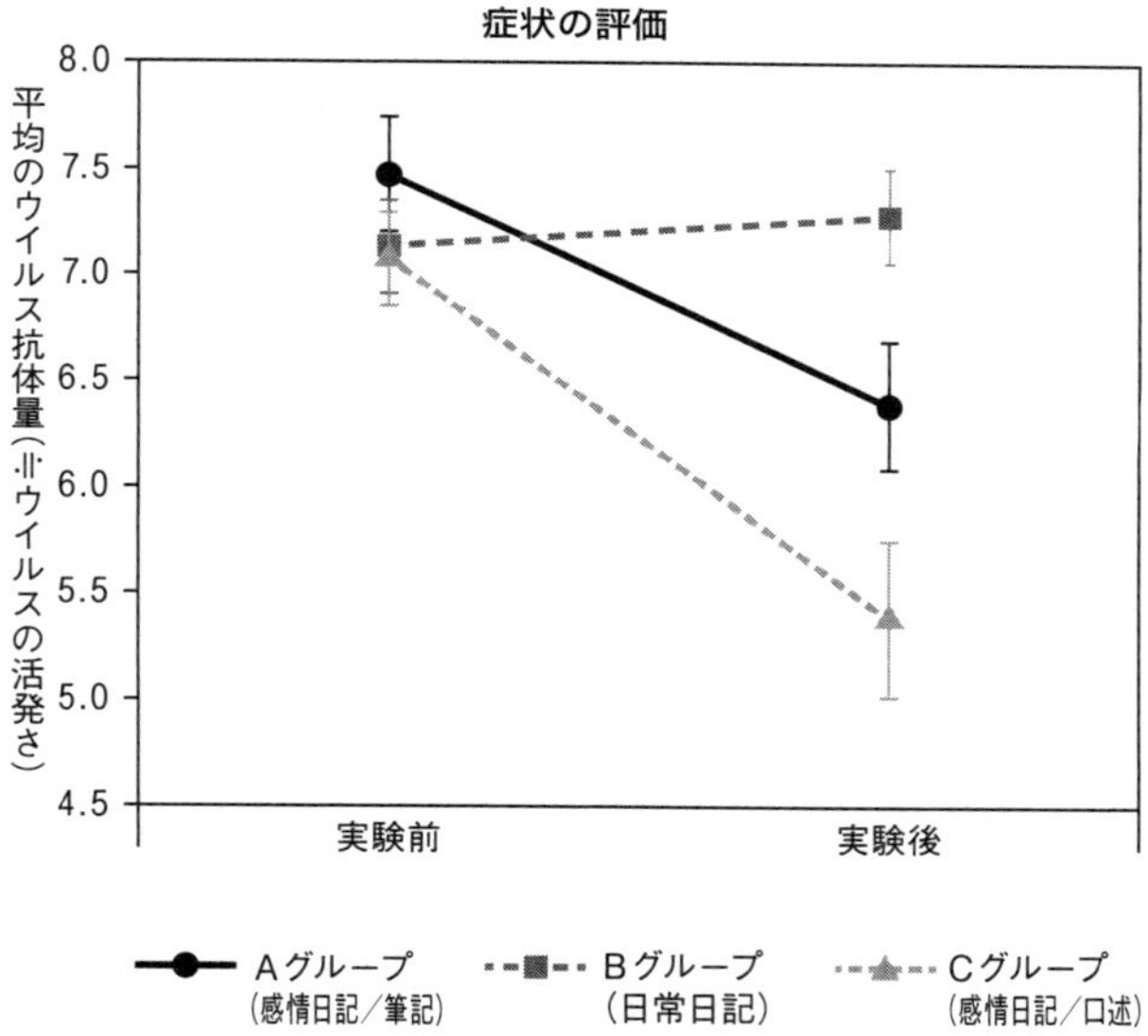

感情日記（口述)、感情日記（筆記)、
日常日記の順でウイルスは沈静化した

［出典］Esterling, B. A., M. H. Antoni, et al. (1994). "Emotional disclosure through writing or speaking modulates latent Epstein-Barr virus antibody titers." J Consult Clin Psychol 62(1): 130-140.

情をストレートに表すことができ、人間関係でストレスをためない人」には効果は認められたもののわずかであった。そして、いずれのタイプにも該当しない人には、両者の中間の効果が認められた。

この実験では感情日記にはウイルスの抑制に働く可能性があることがわかったわけですが、さらに興味深いのが、通常は日記で書かれるはずの内容をテープレコーダーに吹き込むという実験が行われていることです。

感情日記で書かれる内容を口述すると、文章で書く以上に免疫効果が高まることがわかりましたが、この実験を行った研究者は、「書くという行為と、声に出すという行為とでは、感情の表出のされ方に違いがあり、それが結果に関係しているのではないか」と考察しました。つまり、声に出したほうが、感情がより湧き出したり、消化されたりしやすいということなのでしょう。

本書では感情日記をテーマにお話ししていますが、書くことに限らず、やさしくて共感しながらすべてを聞いてくれる相手がいるなら、つらい気持ちをその人に話すことでも感情は癒されていくことが期待できます。

ただし、それは理想的なことといえそうですが、実際にはそんな人はなかなかいないことが多いし、いたとしても、つらい話をいつも聞くというのは相手の人にとって荷の重いことかもしれません。

金銭的に余裕があれば、専門家によるカウンセリングを受け、気持ちを吐き出すことで効果を得ることも期待できるでしょう。その場合でも、話すことを通じて一次感情にしっかりとふれることが大切です。

こうして考えると、だれかに話を聞いてもらう代わりに日記を活用するのは有用なことだと感じられます。そして、ときには人に話を聞いてもらうことと日記とをうまく組み合わせることで、よりよい効果が得られる可能性があるということを本研究は示唆しているともいえそうです。

ヘルペスウイルスの語源は〝這い回る〟という意味のギリシア語だといわれますが、このウイルスは、一度、感染すると根絶することはできず、一生、宿主の体の中に潜伏しつづけます。そして、ふだんはおとなしくしていても、免疫力が下がると活性化して、さまざまな症状を引き起こします。そこで、その活動を抑えるよう上手につきあっていくことがポイントとなります。

そのために、もっとも大事なことの一つが、ネガティブな一次感情を内側にためこまないことといえます。

ヘルペスウイルスによって起こる口内炎や帯状疱疹の特徴の一つは、クセのように繰り返し症状が出ることです。症状が出たとしても、ある程度はクスリで抑えることができますが、日常的な予防手段として感情日記に着目してもいいかもしれません。

◆B型肝炎とワクチン

感染症の中でも深刻な病気の一つがB型肝炎です。

発症すると長期にわたって慢性肝炎が続き、それによって将来的に肝臓がんになる危険性が高まることがこの病気の怖いところで、WHO（世界保健機関）では「B型肝炎の発がんリスクは、タバコに次いで2位」と位置づけられています。B型肝炎の特徴の一つは、ウイルスが直接、肝細胞をがん化させることです。発見も遅れがちで、「自覚症状がまったくないのに、気づいたら肝臓がんになっていた」ということも少なくありません。

1970年代までは、B型肝炎ウイルスの感染経路の大多数は予防接種や輸血でした。また、かつては感染者である母親から子どもへの感染もしばしばありましたが、現在は医療の発展により、それらの経路での感染リスクはほとんどなくなっています。

ところが、日本ではこのB型肝炎がこれからますます広がっていくことが懸念されています。その理由は、世の中のグローバル化に伴い、外来種のB型肝炎ウイルスが国内で広がっていることです。

従来のB型肝炎の場合は、本人が感染したことに気づかないうちに自然に治っているケースもあるのですが、この外来種ウイルスの場合は感染すると高い確率で慢性化しやすいことがわかっています。そして、その感染経路の多くはオーラルセックスを含む性行為です。現在は、B型肝炎の感染が確認されると、梅毒やＨＩＶに感染しているリスクも高いので確認をするようにと病院では指導されているのですが、そこからもわかる通り、B型肝炎は医療の現場ではＳＴＤ（性病・性感染症）の一つとしてとらえられるようになっています。

発症すると命にも関わるB型肝炎ですが、感染予防のためのワクチンがあり、母子感染や夫婦間の感染の防止に利用され、高い効果を上げています。このB型肝炎ワクチンの効果と日記に関するＲＣＴ（ランダム化比較試験）がニュージーランドで行われていますので、それをご紹介したいと思います。

■B型肝炎ワクチンに関する研究

ニュージーランドのオークランド大学医学部のピートリー博士らは、B型肝炎ワクチンを受けた人々を２グループに分け、日記を書いてもらい、ウイルス抗体量の変化を調査した。少し話がわかりにくいのですが、前述のヘルペス研究での急性ウイルス

B型肝炎ワクチンの働きに対する感情日記の効果

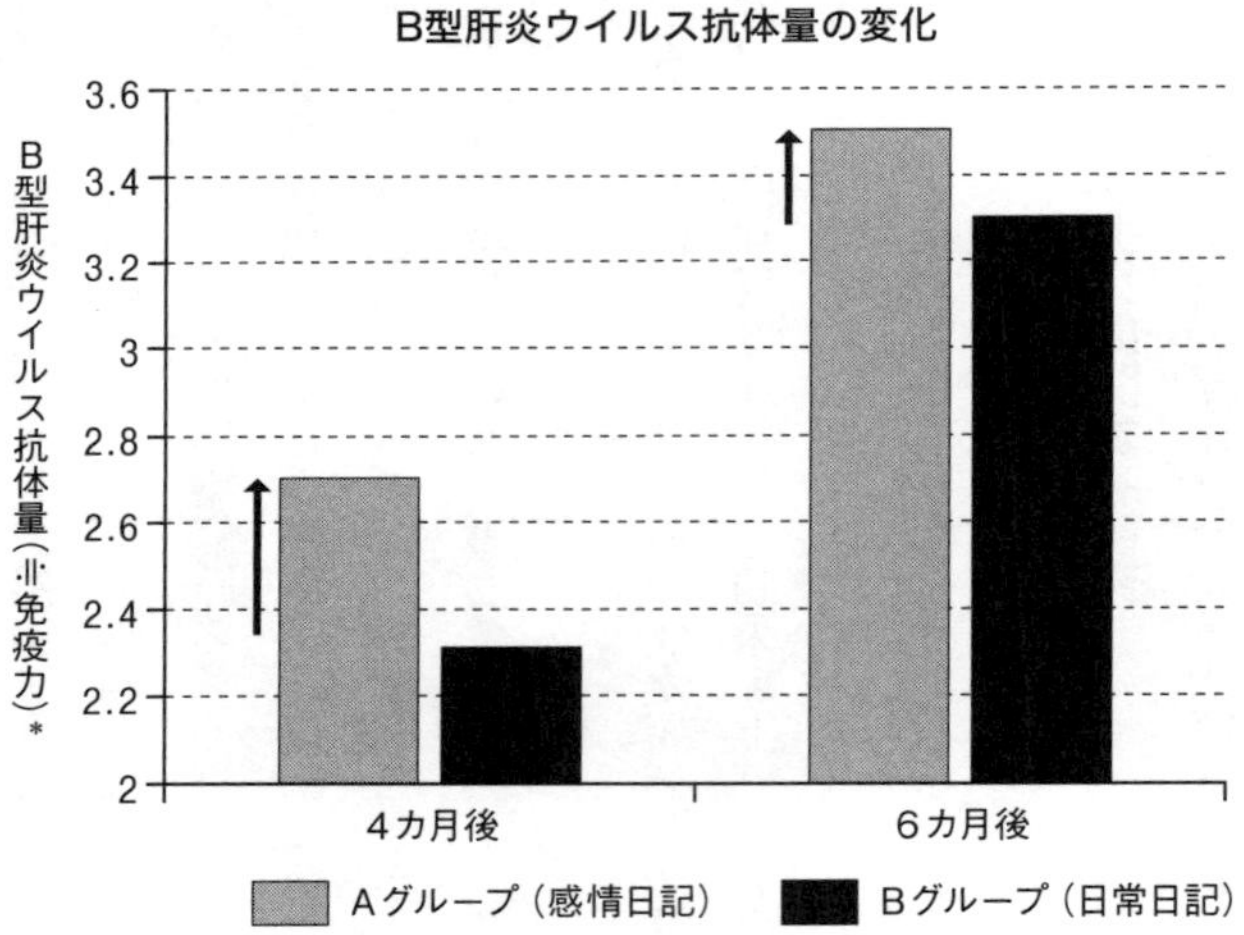

感情日記は4カ月後、6カ月後ともワクチンによる高い免疫効果が得られていた

*ウイルス抗体濃度の標準化対数変換値

[出典] Petrie, K. J., R. J. Booth, et al. (1995). "Disclosure of trauma and immune response to a hepatitis B vaccination program." J Consult Clin Psychol 63 (5): 787-792.

抗体量はいわば悪玉抗体量なのに対して、本研究での慢性ウイルス抗体量は免疫力の指標である善玉抗体量と理解してください。

所要時間　1日20〜30分*×４日連続

テーマ　[Aグループ]　感情日記「人生でもっともトラウマ的であった出来事もしくは動揺した出来事について」。これまで人に詳しく話したことのないテーマを選び、そのときの状況および掘り下げた思いや感情を書く。取り上げるテーマは一つでも二つでもよい。

[Bグループ]　日常日記「きのう、きょう、なにをして過ごしたか」。とるに足らないようなことを、感情を排して書く。

参加者には、４日間のプログラムの終了直後、１カ月後、４カ月後の3回にわたってB型肝炎ワクチンを投与し、１カ月後・４カ月後・６カ月後に血液検査が行われた。その結果、４カ月後、６カ月後ともAグループのほうが有意に高いウイルス抗体値が認められ、それだけワクチンによる予防効果が発揮されていることが認められた。同時に、ＣＤ４リンパ球・好塩基球といったやはり免疫力の指標である白血球の活動性にも差が現れていることが確認された。

＊本研究の論文に筆記の所要時間は明記されていないが、著者の他研究や文脈上から1回20分程度と推測される。

Ｂ型肝炎ワクチンは、感染リスクの高い私たち医療従事者もたいてい受けています。また、一般の人々の中にも、渡航先での感染を避けるために、留学や出張の前に予防的に受けるという人は少なくありません。

感染・発症リスクのある人がワクチンによってＢ型肝炎の抗体を作っておくことには大きな意味があります。もともと、日本人は１００人に１人がＢ型肝炎ウイルスの感染者（キャリア）といわれますが、治療によってウイルスを根絶することはできないからです。

この大事なＢ型肝炎ワクチンは、健康な人であれば、90％以上がその効果を得ることができます。しかし、残念ながら、注射を打った人全員に効果がもたらされるわけではありません。では、なにが予防効果を阻害するのかというと、その一つが精神面の強いストレスの影響だというのです。

ということは、「逆に、Ｂ型肝炎ワクチンを受けた人に心のケアをしたら、予防効果を高めることができるのではないだろうか？」と思うわけですが、この疑問にまさに答えるのが前述の研究です。

感情日記を書いたＡグループの参加者は、ワクチンの効果の指標であるウイルス抗体量が明らかに高値を示していました。

この調査を行った研究者らは、「免疫力の落ちている患者ほど、今回の日記のような医療介入を行う意義は大きい」と考察しています。つまり、通常の診療や投薬以外のプラスアルファのケアとして、感情日記への期待が高まるというわけです。

ワクチンの効果が心理的な影響を受けやすいということは、これまでにもさまざまな実験で示されてきました。たとえば、動物実験では、寝不足にさせたネズミにインフルエンザワクチンを打つと、その効果が十分に得られないという報告がなされています。人間においても、心理的ストレスがあるとインフルエンザや肺炎球菌のワクチンの効果に影響が出て、十分な効果が得られなかったということが報告されています。

今回、ご紹介した研究は、それらの内容をさらに一歩進め、「心理的ストレスを和らげることで、インフルエンザをはじめさまざまなワクチンの効果が高まる」という可能性に言及しているといえそうです。

◆ＨＩＶウイルスとエイズ

感染症といえば、もう一つ、エイズを思い浮かべる人は多いのではないでしょうか。

エイズは免疫不全を引き起こす病気で、その原因となるウイルスがＨＩＶです。エイズには、免疫力の低下によって起こる合併症が23あるとされており、体にカビが生えたり、血液のがんであるリンパ腫が発生したり、また、健康であればなんでもないような菌で肺炎や結核を起こしたりして、ひどいときには命を落とします。

ＨＩＶ感染時の免疫力の指標は、ＣＤ４＋リンパ球という細胞の数で測ります。ＣＤ４＋リンパ球はウイルスと戦う白血球の一種で、これが少なくなればなるほど、エイズが発症しやすくなったり、病気の進行が早まったり、治療の効果が出にくくなったりすることがわかっています。

そして、このＣＤ４＋リンパ球の特徴として挙げられるのが、感染者の精神状態によってその数が大きく増減するということです。エイズに関する過去のさまざまな研究でも、「強いストレスによってＣＤ４＋リンパ球が急速に減り、病気の進行が早まった」、「マイナス思考が強い人にはＣＤ４＋リンパ球の急激な減少が見られ、死期が早まりやすい」といった報告がなされています。

ＨＩＶ感染者には男性の同性愛者が多いことが知られていますが、では、自分がゲイであることをカミングアウトしている人としていない人とでは、どちらのほうが症状の進行が早いと思いますか？

これに答える研究も存在しており、それによると、答えはカミングアウトしていない人だということです。そして、その結果については、「人には言えず、不安や恐れなどの感情を一人で抱えている人ほど悪化しやすい」という分析もなされています。

ＨＩＶ感染者はいまだにスティグマが少なくないため、精神的なストレスを抱えている人は少なくありません。また、感染者の中には、性交渉を強要された、感染したことで差別的な扱いを受けたなど、感染に関連したトラウマ経験をしてきたという人も存在します。

そうしたことも踏まえると、ストレスを上手にコントロールすることが、エイズの発症をできるだけ抑え、病気の進行を遅くするための重要なポイントといえそうです。

ここで、ＨＩＶと感情日記にまつわる研究をご紹介しましょう。前項のB型肝炎の日記研究を行ったのと同じニュージーランドの研究者らによるものです。

■ＨＩＶに関する研究

２００４年、ニュージーランドのオークランド大学医学部のピートリー博士らは、ＨＩＶ感染者を対象とした日記研究を行った。37人の参加者はランダムに2グループに分けられ、後日、血液検査で２種類の数値が測定された。なお、日記の記述にはパソコンが用いられた。

所要時間 1日30分×4日連続

テーマ [Aグループ] 感情日記「人生でもっともトラウマ的であった出来事もしくは動揺した出来事について」。これまで人に詳しく話したことのないテーマを選ぶ。取り上げるテーマは一つでも二つでもよい。そのときの状況および掘り下げた思いや感情を書く。

[Bグループ] 日常日記「きのう、きょう、なにをして過ごしたか」。とるに足らないようなことを、感情を排して書く。

実験の評価は、日記を書いた2週間後、3カ月後、6カ月後の3回、血中のCD4+リンパ球およびHIVウイルスの平均量を測定するという方法で行われた。

その結果、AグループではCD4+リンパ球が一貫して増加し、免疫機能が高まっていることが確認されるとともに、HIVウイルスの量は日記を書きはじめた直後から減少傾向にあることが見られた。

一方のBグループは、CD4+リンパ球は最初だけわずかに増えたものの、すぐに横ばいから下がり気味になり、HIVウイルスの量は開始時よりむしろわずかに増加

HIV感染症に対する感情日記の効果

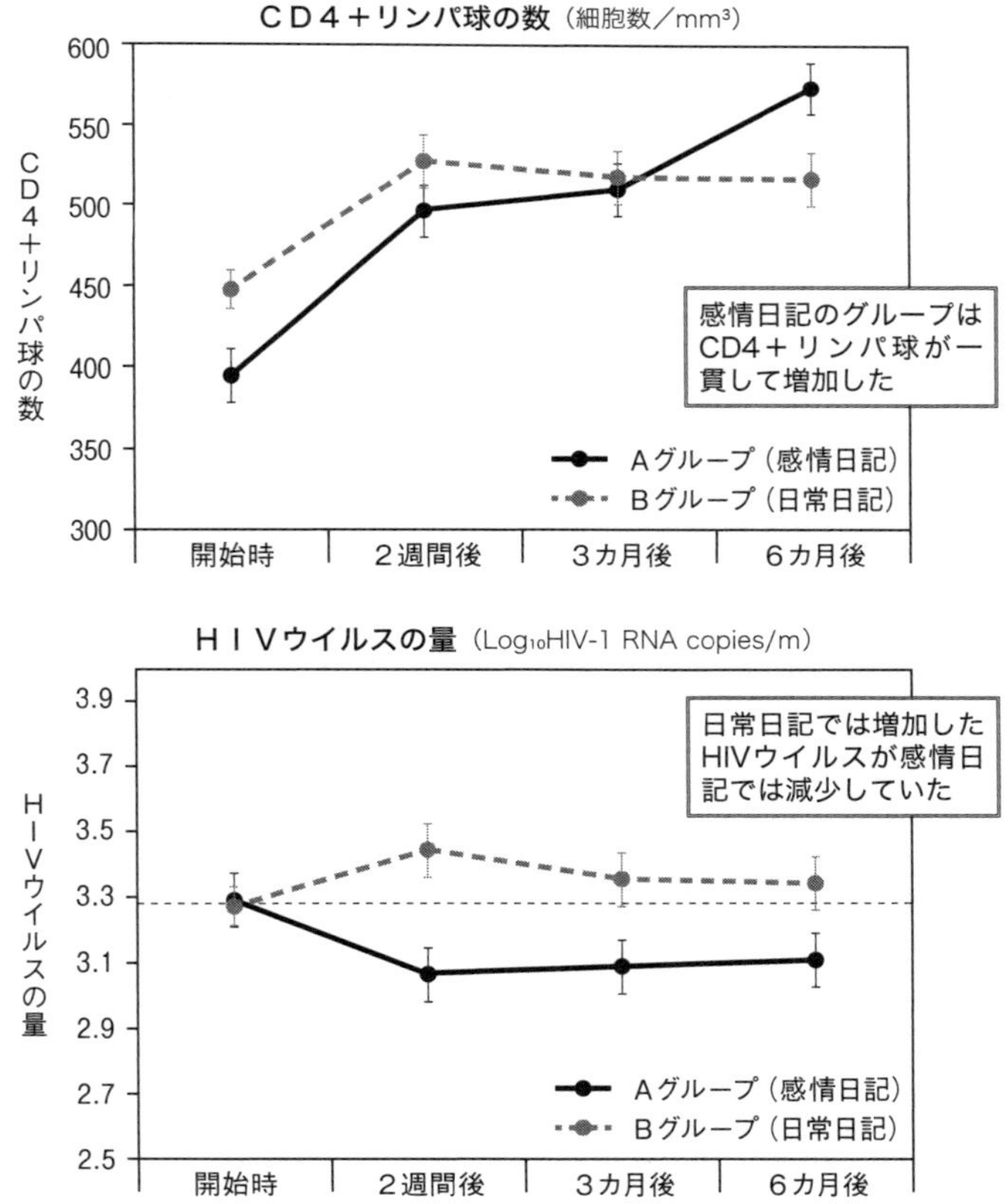

［出典］Petrie, K. J., I. Fontanilla, et al. (2004). "Effect of written emotional expression on immune function in patients with human immunodeficiency virus infection: a randomized trial." Psychosom Med 66 (2): 272-275.

―――していた。

強い精神的ストレスに襲われると、私たちの体はアドレナリンというホルモンを分泌し、危機状態に備えようとします。アドレナリンは交感神経を緊張させるので、血圧の上昇などが起こり、体には負荷がかかります。

そこで、少しすると、今度はそのアドレナリン抑制のためにコルチゾールが分泌されるのですが、ストレスホルモンであるコルチゾールは免疫反応を抑制する働きをもっています。つまり、精神的ストレスがあると、免疫機能は低下するわけです。

最近の研究では、「一次感情を表に出すことは、アドレナリンやコルチゾールの上昇にブレーキをかける」ということが知られるようになりました。

実際、血中のコルチゾール濃度が高くなっているＨＩＶ感染者はエイズの進行が早いことが明らかになっているのですが、一方で、ストレスの緩和をうまく行うことで、体内のアドレナリンやコルチゾールのレベルを下げられるということも報告されているのです。

前述のＨＩＶに関する日記研究も、ストレス緩和の一つの方法として、感情日記が有効に使える可能性を示したものといえます。

もう一つ、研究者らの考察によればこの日記研究で非常に興味深いことは、感情日記での結果における数値変化の推移がＨＩＶ用のクスリを用いたときの医学的な経緯と酷似しているという点です。

ＨＩＶ用のクスリを飲みはじめると、最初のうちはウイルスの量が減少し、治療が順調に進むと数カ月後には体の防御機能であるＣＤ４＋リンパ球が増加してくるといわれます。それと同じような現象が、この感情日記でも観察されたのです。

クスリを用いずにクスリと同じような効果が得られるというのは、注目に値する事実であり、感情日記にはＨＩＶに対する治療補助的な効果をもつ可能性があるとさえ研究者らは考えているようです。

じつは今回のような研究が行われた背景の一つには、ＨＩＶ用のクスリが高価であるために、発展途上国では手軽に手に入らないという事情もあったようです。

一方、１９９６年以来、主要先進国ではエイズ患者数に減少傾向が見られましたが、ここにきて、感染の流行が再燃しているといわれています。また、日本は先進国の中で例外的に、患者数の減少傾向が見られない危険性を指摘されている国でもあります。

そんな中、もちろん感染の予防対策が大前提ですが、クスリのほかに、プラスアルファの効果が期待できる方法を見いだしておくことは、有意義なことといえるのではないでしょうか。

3 慢性の痛み

——頭痛／腹痛／慢性下腹部痛／線維筋痛症／がん

痛みの種類はさまざま

この章では日記と痛みの関係について、お話ししていきます。第1章では腰痛などの筋骨格系の痛みに関する研究をご紹介しましたが、それ以外の〝慢性痛〟にもふれていきたいと思います。

はじめに、〝痛み〟とはそもそもどのようなものなのかを学んでいきましょう。

ひと口に痛みといっても、その種類はさまざまです。痛みを感じる部分は体のあらゆるところにあり、切り傷や打ち身による痛みもあれば、筋肉や関節の痛み、内臓や神経の痛みなどもあります。また、痛み方もキリキリと刺すような痛み、焼けるような痛み、チクチクとした痛み、鈍い痛みなどそれぞれです。

痛みは引き起こされる原因によって大きく3つに分けられます。①炎症やケガなど物理的刺激による痛み（侵害受容性疼痛）、②神経が障害されることで起こる痛み（神経障害性疼痛）、③心理・社会的な要因による痛み（心因性疼痛）の３つです。

①の物理的刺激による痛みとは、ケガやヤケドをしたときの痛みです。ケガをすると急性の炎症が起こり、痛みを起こす物質が発生します。この物質が、皮膚や関節などにあって、痛みのレーダーの役割を担う〝侵害受容器〟というところを刺激し、痛みが生ずるというものです。そのほとんどが急性の痛みで、原因としてはケガ・ヤケドのほかに、骨折や肩関節周囲炎（いわゆる四十肩や五十肩）・腱鞘炎・関節リウマチなどが挙げられます。②の神経が障害されることで起こる痛みは、病気などによる神経の切断・圧迫損傷から起こる痛みです。

帯状疱疹が治ったあとに長引く痛み、糖尿病の合併症に伴う痛みやしびれ、座骨神経痛、脳卒中や脊髄損傷による痛みなどがこれにあたります。傷や炎症がないのに痛みがあるという場合は、このケースに当てはまることが多いようです。

痛みの〝心理・社会的要因〟について

①・②に比べ、いま一つわかりにくいのが③の心理・社会的な要因による痛みです。これは、傷でも病気でもなく、もしくはたとえそれらがあったとしても医学的所見に見合わなく、精神的な影響が痛みを引き起こす、または増悪させるというもので、日記と関連してとくに注目したいのがこの痛みです。

一例が、第1章でお話しした腰痛です。腰痛には、椎間板ヘルニア、腰痛すべり症などさまざまな症状がありますが、じつはレントゲンやMRIなどの画像検査をしてみても、どの症状に所見が該当するのかがわかるケースはあまり多くはありません。痛みはあるものの、椎間板や骨などの組織に異常が見られず、明らかな原因が特定できないことが多いからです。このようなはっきりしない症例が、腰痛全体のじつに85％を占めています。

これら原因不明の腰痛のことを医学的には〝非特異的腰痛〟と呼び、病院では腰痛症や筋痛症という大ざっぱな診断名がつけられます。腰の筋肉疲労または捻挫のような症状であるぎっくり腰の多くも、この〝非特異的腰痛〟に分類されます。

近年の研究から、〝非特異的腰痛〟の3分の2には、多かれ少なかれ、ストレス・不安・うつなどの心理・社会的要因が関与していることがわかっています。これら心の問題が関わっている腰痛は〝心因性腰痛症（または非器質性腰痛）〟と呼ばれ、腰痛全体で見るとなんと症例数の約半分にあたるとさえ報告されています。

仕事の内容や環境によって起こりやすい体の不調のことを職業病といいますが、その３割は腰痛だといわれます。その要因としては、重いものを持ったり、長時間立ちっぱなしだったり、座りっぱなしだったりすることが挙げられますが、じつは昨今は産業医（職場の健康管理を行う医師）の学会でも、「どうやら慢性の腰痛は、心の問題であることが多い」という議論が活発に行われるようになっているのです。

治療にも多面的な対応が必要だと考えられており、国際疼痛学会（ＩＡＳＰ）は、整形外科のみならず、麻酔科・脳外科・精神科などの各科が連携して取り組むこと、医師はもちろん、看護師・理学療法士・作業療法士・臨床心理士・ソーシャルワーカーらがチームとして関わることの重要性を唱えています。

ちなみに、私たちは心が痛むときも、体が痛むときも、同じ「痛い」という表現を使いますが、近年の動物研究や脳画像研究によれば、実際に体の痛むときも、仲間はずれにされたときのような社会的痛みを感じているときも、脳の中では同じような情報処理が行われているらしいということがわかってきました。

この考え方は、「身体・社会痛オーバーラップ理論」として提唱されています。その中心的役割を果たすのは脳の前帯状皮質という部分なのですが、脳で同じ処理が行われているということは、感情が痛みの増幅のみならず、そもそもの痛みの発生にも関わっていることがうかがえます。その点からも、感情日記が痛みの緩和に役立つということの説得力が増すのではないでしょうか。

痛みが慢性化する仕組み

ここで、〝慢性痛〟はいったいどのようなメカニズムで起こるのかを見ていきましょう。

突然、痛くなり、短期間で治まる痛みのことを急性痛といいます。通常、この痛みは原因であるケガや病気が治まると消えていきます。しかし、その段階で適切な対応がなされないと、知らぬまに〝別の痛み〟に置き換わり、長く続く痛みへと変わっていくことがあります。これを〝慢性痛〟といい、痛みは1～3カ月以上と長期間にわたって続きます。

この痛みの悪循環は、精神的な要因によって起こります。その仕組みを説明しているのが、「ゲート・コントロール理論」という考え方です。

痛みは心身の危険を知らせてくれるという重要な役割をもっていますが、その痛みが役割を果たしたあとも持続したとしたら、体にとっては有害なものでしかなくなります。そうならないために、健康な人の体には痛みの抑制系の神経経路が備わっており、脳からの指令によって痛みにブレーキをかけようとします。

しかし、このとき、感情が不安定であるとか、痛みにばかり注意が向いてしまうような神経質な状態にあるなどの心理的要因があると、神経の痛みを伝える伝導路が広がったままで、ブレーキが十分に利かないことがあります。

つまり、心の働きが神経経路に影響して、痛みが悪化することもあるというのが「ゲート・コントロール理論」の考え方です。まるで心の状態が痛み刺激という水の流れる水道における蛇口のように痛みの門（ゲート）を開け閉めしているようだということから、この名前がつけられています。この場合、このブレーキの働きを回復させるようなクスリを飲むことで、痛みを和らげられる場合もあります。

慢性痛の場合、患者は無気力となったり、不安やマイナスの気分に陥ったりすることが多く、その心の状態がゲートを開き、さらに悪循環のように痛みを助長するということも指摘されています。

慢性疼痛にクスリは効かない!?

ここで一つ、興味深い話をご紹介しましょう。

クルマの追突が起こったときなどに、しばしば、むちうち症という症状が起こることはみなさんもご存じだと思います。首などの筋肉・じん帯等を傷め、首や腕の痛み・しびれ、めまいなどが起こるもので、医療機関では頸椎捻挫・頸部挫傷・外傷性頸部症候群などの診断名で呼ばれます。そして、このむちうち症は、完治まで長引いたり、後遺症として何年間も症状が残ったりすることが多いのも広く知られた事実です。

ところが、ドイツやリトアニアでは、このむちうち症が長引く人はほとんどおらず、1週間程度で治療がすんでしまうというのです。その理由は、これらの国にはむちうち症という概念がなく、事故で首などにダメージを受けたとしても、数日で治るものだと人々が信じているからなのだと報告されています。

実際、事故に遭った人を対象とした研究がドイツで行われたことがあるのですが、患者らの事故後の経過は一様に良く、その大部分は1週間以内に痛みから解放されたのだそうです。

むちうち症の痛みに関する研究はほかにもあり、原因となった交通事故のことが訴訟になっているようなときは、痛みは長引く傾向があるという報告がなされています。

〝やられ症候群〟といわれる人には、理不尽な被害にあったというやり場のない悲しみや怒りが痛み方に影響したり、仕事をしなくても生活保障が得られる〝疾病利得〟が関わっていることから、完全に治ると困るという無意識が働いていると指摘する研究者もいるようです。

こうしてみると、むちうち症の痛みには、心が関わっているケースも少なからず存在するようにも感じられます。もちろん、すべてがそうだというわけではありませんが。

痛みの治療として、外科的なもののみならず、心理的なアプローチが期待される理由の一つとしては、慢性痛には従来の痛み止めのクスリが効きにくいという事実が挙げられます。

急性痛では多くの場合、バファリン・ロキソニン・ボルタレンなどのＮＳＡＩＤ（非ステロイド性抗炎症薬）が処方されますが、たとえば日本神経治療学会の指針には、慢性の神経痛の治療には、「ＮＳＡＩＤは無効であるというのがいわば常識であり、海外のガイドラインでもＮＳＡＩＤは積極的には推奨されていない」と明記されているのです。

実際の医療の現場では、35〜45％のケースにおいて、処方薬または非処方薬のいずれかの方法でＮＳＡＩＤは使用されているといいます。が、それによって効果が出たとしたら、「それは〝プラセボ効果〟で効いているか、ごく軽度の症状であったかのいずれかだと思われる」というのです。

慢性の腰痛や頭痛などをもつ人の中には、仕事に集中しているときや、なにかに熱中しているときは痛みを忘れていて、夜、なにもする必要のない時間になると痛みがやってくるなどということも少なくありません。ここからも、心理的要因が、痛みの強さ、痛みが長引くか否かといったことに大きな影響をもっていることがうかがえます。

ちなみに、信じられないかもしれませんが、諸外国の慢性痛の治療のガイドラインで、痛み止めとしてもっとも推奨されているのが抗うつ薬です。

また、慢性痛のための認知行動療法やマインドフルネスが有効であることも知られています。前者は慢性痛の背景にある〝苦悩〟や〝痛み行動〟の軽減、後者は〝注意〟の向け方に働きかける心理的アプローチです。

しかし、日本ではまだどこでも信頼できるレベルで受けられるというものではありません。そこで、そこまでの効果は得られないとしても、より手軽に試すことのできる心理的アプローチとして注目されるのが感情日記というわけです。

◆慢性頭痛

〝頭痛もち〟というと、自分のことだと思う人は多いかもしれません。

頭痛は、日常的にしばしば起こる一次性頭痛と、脳内出血などが原因で起こる二次性頭痛に分類されます。

いわゆる〝頭痛もち〟の頭痛は一次性頭痛にあたりますが、その代表が頭の片側がズキンズキンと脈打つように痛む〝片頭痛〟と、頭が締めつけられるように痛む〝緊張型頭痛〟の２つです。「日本頭痛学会」の調査によると、日本人の４人に１人がこれらの頭痛に悩まされているそうです。

片頭痛や緊張型頭痛の起こるきっかけはさまざまです。不規則な暮らしや運動不足、気候・気温の変化が引き金になることはよくありますし、〝片頭痛〟の場合は赤ワインを飲んだり、チーズを食べたりしたときに起こることもあるといわれます。

また、緊張型頭痛は心身にストレスがかかったときに起こりやすいことがわかっていますが、片頭痛は逆にストレスから解放されたときに起こることもあるといわれます。つまり、いつ、どんなきっかけで始まるかがわからないことも頭痛の厄介な点でしょう。

さらに自己判断で市販薬を飲みつづけると、かえって症状をこじらせ、頭痛を慢性的なものにしてしまう危険があります。この事実をみなさんはご存じだったでしょうか。

もしも、「市販の鎮痛薬を月に15日以上飲んでいる」のだとしたら、薬物乱用頭痛を併発している疑いがあります。

薬物乱用頭痛は、鎮痛薬の飲み過ぎから起こるわけですが、頭痛もちの人は予防的にもクスリを常用しがちです。が、クスリの使用過多となると、かえって効き目は得にくくなります。

そして、リバウンドによって脳が痛みに敏感になり、頭痛の起きる回数が増え、やがてはクスリそのものによって頭痛が誘発されるようになるのです。

頭痛が起きたらクスリを飲もうとはだれもが考えることだと思いますが、薬物乱用頭痛を避けるためには、クスリ以外の頭痛の改善法を試してみることも大切です。

そこで、ご紹介したいのが、感情日記と慢性頭痛についてのアメリカの研究です。米国立衛生研究所（ＮＩＨ）の助成により行われたもので、その結果には興味深い示唆が含まれています。

■ 慢性頭痛に関する研究

米・ウェイン州立大学（ミシガン州）のデ・スーザ博士らのグループは、緊張型頭痛をもつ51人、片頭痛をもつ90人の人々を対象とした日記研究を行い、ランダムに3グループに分けて頭痛の症状の変化について調べた。

所要時間　２週間の間に1日20分×４日（連続ではない）

テーマ　[Aグループ]　感情日記「今、もしくは過去の人生において経験したトラウマや激しいストレスとなったことについて」。できれば、これまでだれにも詳細を語ったことのないテーマについて、事実および深層にある感情についいて書く。可能であれば、4日間とも同じ出来事について書く。また、その出来事がどのように人間関係・健康・頭痛に関わっているかなどをストーリーとして書く。

[Bグループ]　日常日記「過去の活動や今後の予定について」。感情や意見は排し、予定や事実のみを淡々と書く。

[Cグループ]「深呼吸」や「自律訓練法*」を中心としたリラクセーション・トレーニング。テープを聴きながら。

実験から1カ月後と3カ月後に、参加者それぞれの頭痛の起きる頻度・痛みの強さ・頭痛による生活への支障の変化について観察された。

その結果、片頭痛・緊張型頭痛とも、もっとも改善効果が現れたのはリラクセーション・トレーニングを行ったCグループであった。

感情日記を書いたAグループは、参加者全員には顕著な効果が認められなかった。しかし、さらに掘り下げて解析したところ、指示通りストレスのある状況下において自分の一次感情から逃げずに、きちんと受け止めたり、その気持ちを表現したりすることのできた人については、頭痛の頻度・強さ・生活への支障のいずれについても改善が認められた。効果がいちばん劣っていたのは、Bグループであった。

また、頭痛に悩みながらもこれまで対処法がわからず、ほぼ降参状態で過ごしてきた人々については、感情日記と日常日記とリラクセーション・トレーニングのいずれを通じても頭痛の改善効果が現れた。

[出典] D'Souza, P. J., M. A. Lumley, et al.（2008）. "Relaxation Training and Written Emotional Disclosure for Tension or Migraine Headaches: A Randomized, Controlled Trial." Annals of behavioral medicine : a publication of the Society of Behavioral Medicine 36（1）: 21-32.

＊自律訓練法：代表的なリラクセーション法の一つ。

この研究を通じての研究者らの考察は、「臨床的に重症な頭痛をもつ患者には、日記よりも専門的治療のほうが多くの人に効果が得られる。しかし、重症というほどではない頭痛に悩まされている人々には、日記の効果が得られやすい」というものでした。また、「重症者の場合も、自身の一次感情から逃げずに向き合うことのできる人には効果が期待される」と結論づけられています。

また、これまで、頭痛に対処できていなかった人に顕著な効果が現れたのは、「実験に参加したことが、不安や無力感から解放されるきっかけになったこと」が理由ではないかと考えられています。

薬物乱用頭痛を防止するためには、クスリ以外の頭痛への対処方法をもつことも大切です。とくに症状が重症というほどではないみなさんには、この日記療法がおすすめできそうです。

◆反復性腹痛（過敏性腸症候群など）

毎朝、学校に行こうとすると「お腹が痛い」と訴えるのは子どもにはよくあることですが、専門的には反復性腹痛（ＲＡＰ、Recurrent abdominal pain）と呼ばれます。これは仮病ではなく、実際に生じる慢性的な腹痛のことで、多くの場合、週に１～２回の痛みが３カ月以上にわたって続きます。学齢期の子どもでは10～15％が抱えるともいわれ、不登校や学業不振の原因としても問題視されています。子どもは言語能力が未発達であることから、ストレスが身体表現化されることも多く、それが腹痛として現れるともいわれています。

反復性腹痛は大人にも認められ、成人では人口の約２％がストレス性の腹痛や下痢に慢性的に苦しんでいるといわれます。さらに、この悩みをもつ人は繰り返しの吐き気や頭痛に悩まされがちであることもわかっています。

反復性腹痛は３つのカテゴリーに分けられます。①クローン病や十二指腸潰瘍のように、明らかな器質的異常（内臓などの異常）が存在するもの、②過敏性腸症候群のように、器質的異常は存在せず、特定のパターンを伴う腹痛症候群、③特定のパターンを有さず、食事・便秘・

運動とも無関係に痛みが生ずるものの３つです。なかでも、②の過敏性腸症候群は反復性腹痛の代表的なものといえます。

前述の３つのうち、日記の効果が期待できるのは、②と③のカテゴリーだと考えられています。さっそく、アメリカで行われた研究をご紹介しましょう。これも、米国立衛生研究所（ＮＩＨ）の助成のもとに行われた研究です。

■慢性腹痛に関する研究

米・カルフォルニア大学のヴァランダー博士らのグループは、慢性腹痛にまつわる日記研究を行った。

参加者は、日常生活に支障があるほどの反復性腹痛に苦しむ79人のティーンエージャーの女性たち。通常の医療に加え、ランダムに選ばれた半数の人々には３カ月にわたって感情日記を書いてもらった。

所要時間 1回20分×３回。初回は病院で説明を受けたあとに行い、その後の２回は５日以内に自宅で行い、病院に郵送。

テーマ [Aグループ] 感情日記「ストレスとなっている日常の出来事もしくは人生におけるトラウマ体験について」。そのときの状況および、出来事に対

慢性腹痛に対する感情日記の効果

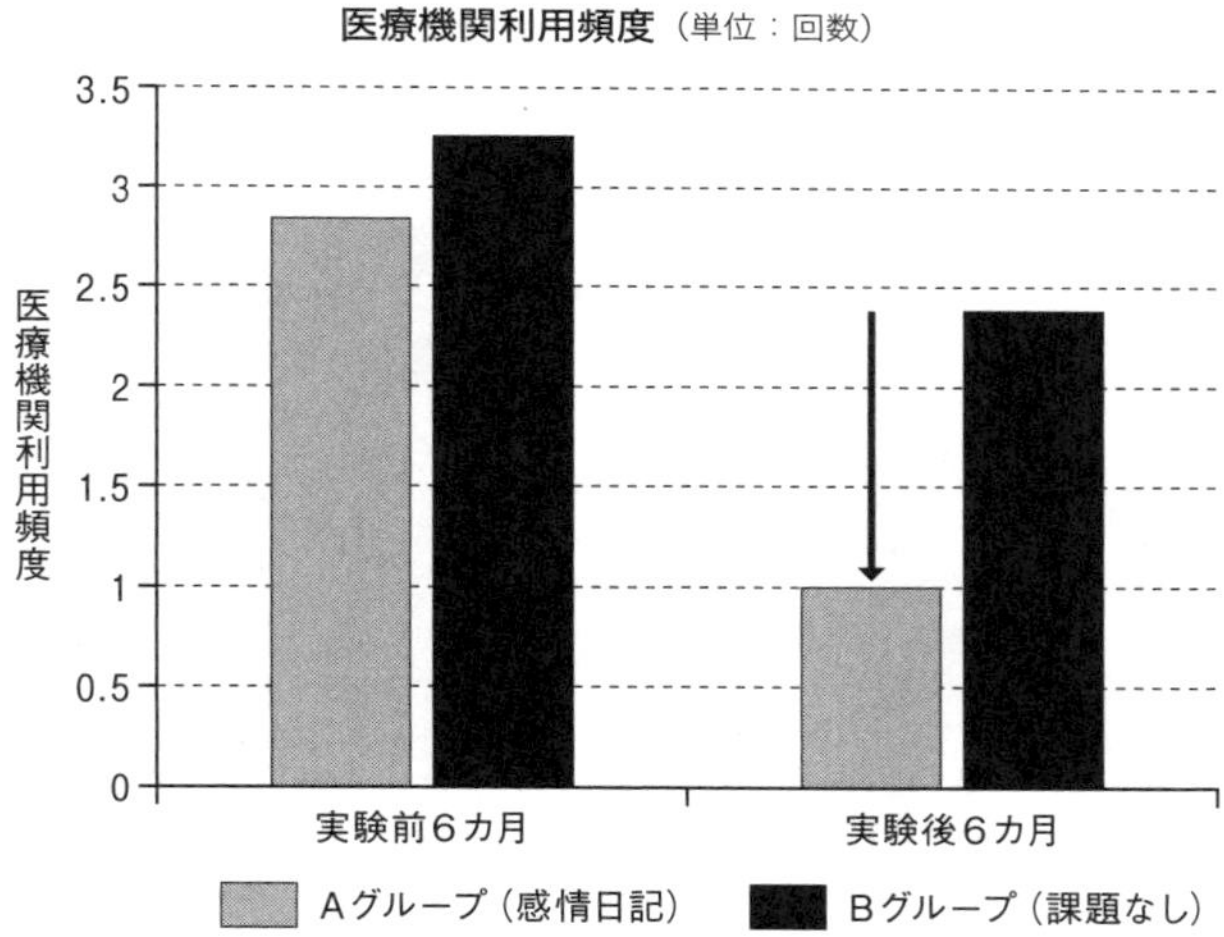

感情日記により医療機関の利用頻度が減少した

［出典］Wallander, J. L., A. Madan-Swain, et al. (2011). "A Randomised Controlled Trial of Written Self-Disclosure for Functional Recurrent Abdominal Pain in Youth." Psychology & health 26 (4): 433-447.

する考察、心に湧き上がってくる気持ちも文章で表現する。

［Bグループ］課題なし。

開始から3カ月後、感情日記を書いたAグループの人々には、一時的な気分の落ち込み、人間関係など生活の低下が見られ、腹痛の頻度や強さ、通院回数に関しては、Bグループの人たちとの差は現れなかった。

しかし、半年後、Aグループの人たちは、平均して胃腸の痛みの起こる頻度が当初より40％減少し、日常生活に支障の出るような強い腹痛を訴える日数は約50％減ったことが証明された。医療機関を受診する頻度も平均して、Aグループは実験前の50％にまで減り、11％減のBグループと明らかな差が見られた。

過敏性腸症候群などの反復性腹痛は、約半数の人々は自然に治っていきますが、半数の人々は何年にもわたって悩まされます。しかも、病院で検査を受けてもはっきりとした異常が認められないため、根拠に基づく確実な治療を受けることがなかなかできないともいわれます。

その点、感情日記なら、腹痛の原因がはっきりしていなくても、症状の改善に役立てられる可能性があります。副作用や費用などを心配せず、とにかく手軽に試してみることができる――この研究は感情日記がもつそんなメリットも示唆しているといえるでしょう。

◆慢性下腹部痛（慢性骨盤痛症候群）

腰痛や頭痛のように頻繁に話題に上ることはないのですが、実は多くの人が悩まされているのが慢性骨盤痛症候群です。

慢性骨盤痛症候群とは、腰や下腹部に生ずる痛みの総称です。痛みは6カ月以上も続くことが多く、そもそもの原因としては、男性の場合は慢性前立腺炎、女性の場合は重症の月経痛・子宮内膜症関連痛・外陰部痛、男女共通のものとしては過敏性大腸症候群・間質性膀胱炎などが挙げられます。

そして、それらの病的所見がすっかり認められなくなったのにもかかわらず、痛みが生じ、長く続く、つまり、痛みだけが原因不明に残遺するのがこの病気の特徴です。

残念ながら、慢性骨盤痛症候群は原因がはっきりとしないだけに、決定的な治療法も確立していません。ある程度、薬物療法による症状の緩和は期待できるものの、長引く痛みからなかなか解放されず、苦しんでいる人が非常に多いというのが現実です。

しかも、痛みだけでなく、体の機能障害・気分の悪化・性機能の障害など、他の症状に苦しむことが多いことも慢性骨盤痛症候群の特徴で、医療の現場でも扱うのが簡単ではない病気だと考えられています。

この項目では、女性の慢性骨盤痛症候群にまつわる日記研究をご紹介します。慢性骨盤痛に悩む女性はじつに多く、アメリカでの調査によると、過去1年の間に全米女性の15%がその症状に苦しんだ経験をもつと答えています。

また、下腹部の痛みは性行為によって悪化する傾向があるため、この痛みをもつ女性はパートナーの求めを断りがちです。すると、夫婦関係・恋愛関係にも影響をもたらしかねませんから、その意味でも慢性骨盤痛の悩みは深刻と考えられています。

■ 女性の慢性骨盤痛症候群に関する研究

米・ウェイン州立大学のノーマン博士らのグループは、慢性骨盤痛をもつ女性たちに日記を書いてもらい、痛みの変化の評価を行った。

所要時間 1日20分×3日間

テーマ [Aグループ] 感情日記「骨盤痛に関連するストレス等について」。湧き上がってくるネガティブな思いなども綴る。

[Bグループ] 日常日記「日常生活や、人生における楽しいこと、有意義

なことについて」。

２カ月後、骨盤痛の痛みが改善したと答えたのは、Ａグループで約57％、Ｂグループで約20％であった。

とくに、もともと感情を出すのをためらいやすい人、絶望的な考え方をする傾向のある人、ネガティブな感情の強い人は、日記を書いたあとの改善効果が大きかったということが証明された。

［出典］Norman, S. A., M. A. Lumley, et al.（2004）. "For whom does it work? Moderators of the effects of written emotional disclosure in a randomized trial among women with chronic pelvic pain." Psychosom Med 66（2）: 174-183.

近年、慢性骨盤痛の治療は、泌尿器科・婦人科・内科・外科などが個別に行うのではなく、総合的に行うことが大事だという考え方に変わりつつあります。それでも、原因がわかりにくい病気であるために、現場ではしばしば「患者さんの気持ちの問題」とされて、具体的な対応を十分にしてもらえないことも多いようです。

また、下半身の悩みであるがゆえに周囲に理解されにくく、専門家にも知人にもなかなか相談することができずにいる人も多く、隠したり、がまんしたりしていることが、痛みやストレスの蓄積、機能障害の進行という悪循環の要因となっていることも少なくないといわれます。

それだけ悩める人の多い病気といえますが、感情日記は直接の痛みに対してはもちろん、痛みに関連したトラウマの緩和にも働きかける可能性が高いと考えられており、慢性骨盤痛の苦しさを和らげる一助になることが期待されています。

◆線維筋痛症

前項の慢性骨盤痛症候群と同じように、原因がはっきりとわからない痛みが生ずるのが線維筋痛症です。

痛む場所は人それぞれで、全身のどこにでも起こります。軽度のものから重度のものまであり、ひどいときは、光や音の刺激によってさえ、まるでガラスの破片が体の中を流れるような激痛が生ずるともいわれます。そして、痛みはたしかに存在しているのに、検査をしても体のどこにも異常は見つからない……。このように、線維筋痛症は摩訶不思議かつ非常に厄介な病気です。

２０１７年、アメリカの人気歌手のレディー・ガガさんが音楽活動を休止しましたが、彼女がツイッターで告白したその原因もこの線維筋痛症でした。

２００７年に厚生労働省が行った調査によると、わが国で線維筋痛症に悩む人は約２００万人で、人口の１・７％にのぼりました。関節リウマチ患者が70万人であることを思うと、出現率は大きく上回ります。

とくに中高年女性に多く、発症年齢の平均は40代、患者の世代としては55～65歳がもっとも多いことがわかっています。

前述のように、痛みの原因はいまだ解明されていません。しかし、この線維筋痛症を含め、慢性痛のメカニズムとして、最近、注目されているのが「脳の機能の誤作動」という考え方です。

脳には、痛みの信号を伝える機能（アクセル）とその信号を抑える機能（ブレーキ）が備わっています。ところが、なんらかの原因でこの機能に障害が起き、アクセルが踏み込まれたまま、ブレーキが利かない状態が続いていると考えられているのです。

痛みの信号があるからこそ、私たちは体の損傷や変調に気づくこともできるのですが、その症状が治まってきたら、信号の役割は終わります。ところが、ブレーキが利かないと、「痛い、痛い」という情報がいつまでも脳に届けられ、収まるときがありません。この状況下では、通常では痛みを感じない程度の弱い刺激にも、痛みを感じるようになってしまいます。そして、この誤作動の重要な要因だと考えられているのが、心理・社会的なストレスです。

線維筋痛症の場合、痛み止めを飲んでも多くの人は痛みを十分に和らげることはできません。痛み止めのクスリもさまざまに開発されてきていますが、線維筋痛症がクスリだけで完治するわけでないことも事実です。

そのために大切だといわれるのが、クスリだけでなく、それ以外の療法を併用することです。前述のように、脳の機能の誤作動の要因がストレスであるならば、そのストレスを和らげるための心理的アプローチやリラクセーションが必要だということです。

実際に線維筋痛症の治療の現場では、代替・補完医療がさまざまに行われています。また、医科学的に有効性が確認されているのが、ウォーキングなどの有酸素運動や、認知行動療法です。ただし、一定の効果が得られると期待される慢性痛用の運動や認知行動療法は、ほとんど実用には至っていません。残念ながら、それを実施するだけの医療体制・スキルを備えた医療機関がまだ国内では不十分だからです。

そこで、注目したいのが日記療法です。感情日記が線維筋痛症におよぼす効果については多角的な研究が行われ、期待できる結果も示されていますので、ここでは2つの取り組みをご紹介したいと思います。

■線維筋痛症に関する研究〈1〉

米・ウェイン州立大学のギル博士らは、線維筋痛症に苦しむ83人の患者を対象とした日記研究を行い、症状の変化などを観察した。

所要時間　15〜20分×4日間

テーマ　［Aグループ］感情日記「自分にストレスをもたらしている経験について」。①いつのどの経験が自分を悩ましているのかを明らかにしたうえで、その記憶およびそこから湧き上がるイメージ・感情をできるだけ具体的に蘇らせて書く。さらに、②そのストレスが線維筋痛症にどのような影響を与えているか、③自分は線維筋痛症にどのように対処しているか、④ストレスが現在の自分の人間関係にどのような影響を与えているかについての洞察も書く。4日間続けて同じテーマで書くのが原則だが、書いていて心がすっきりした場合は、別のストレスとなっている出来事について同じことを書いてみる。

［Bグループ］日常日記「過去の出来事や、これからの予定について」。時間管理が上達するとストレスが減るという名目のもとに記述。感情や意見は排し、出来事・予定について淡々と書く。

Bグループが取り組んだ時間管理に関する考察は、感情が動かない手法として知られるもので、このBグループは、日記を書いたあとも線維筋痛症の症状にはあまり変

線維筋痛症に対する感情日記の効果

線維筋痛症の全般的な臨床症状の改善（単位：点数）

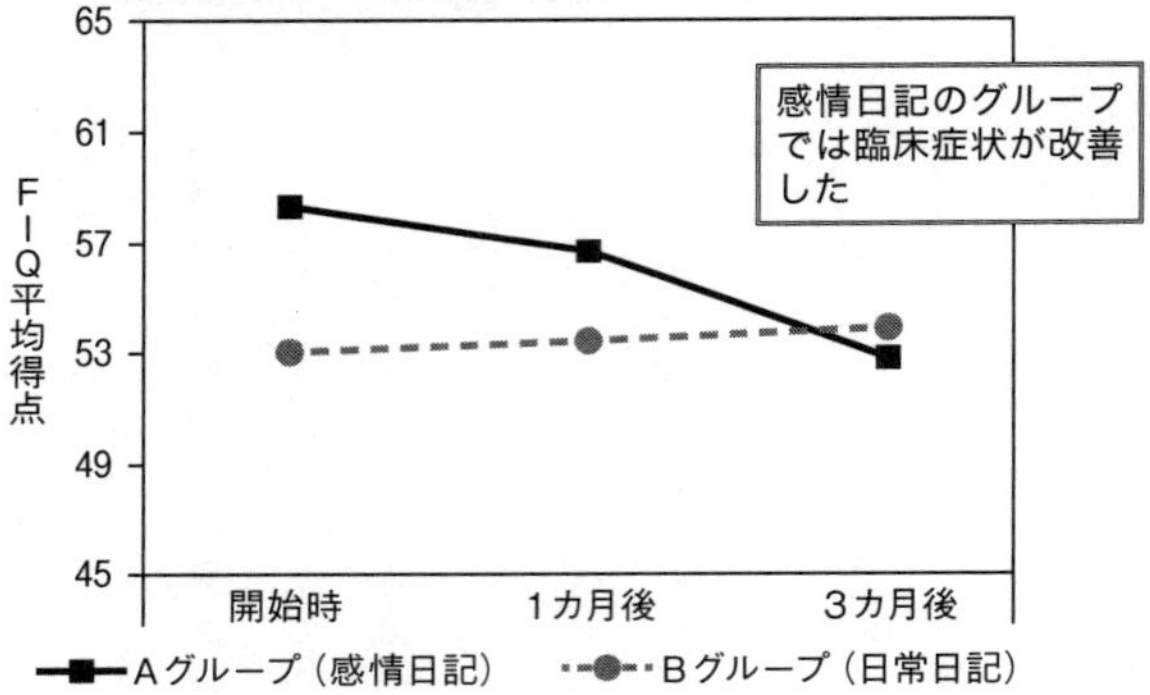

医療機関の平均利用頻度（単位：回数）

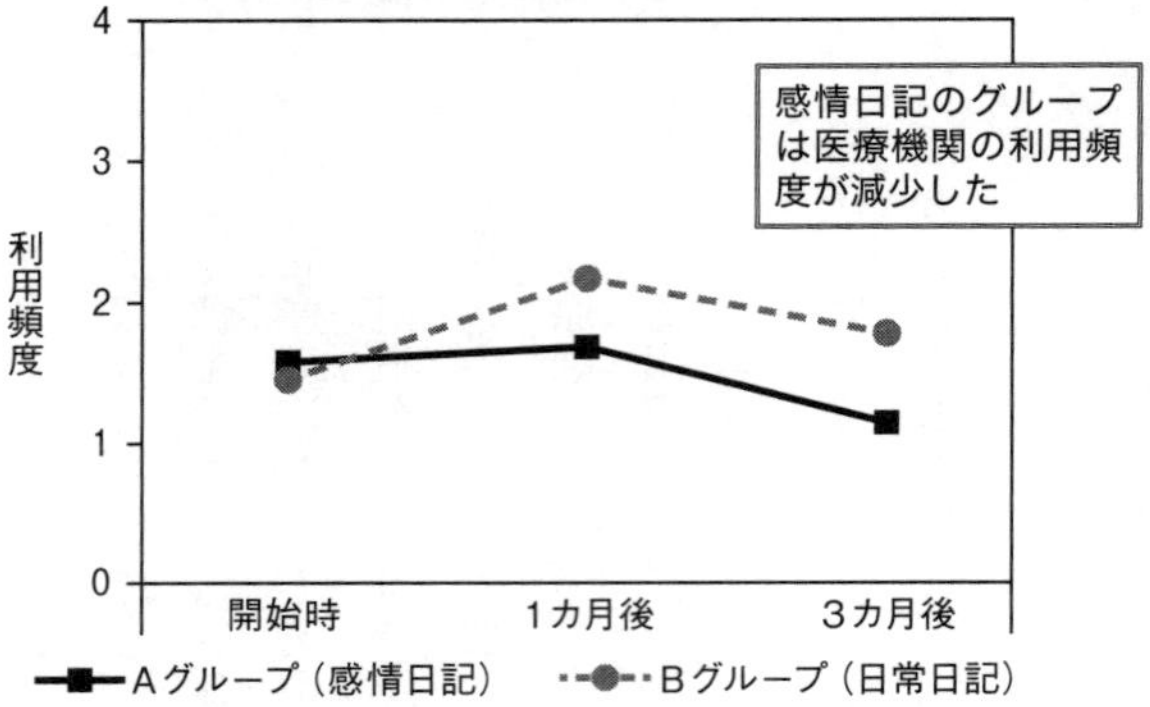

［出典］Gillis, M. E., M. A. Lumley, et al. (2006). "The health effects of at-home written emotional disclosure in fibromyalgia: a randomized trial." Ann Behav Med 32 (2): 135-146.

化は見られなかった。
Ａグループでは１カ月ほどで、痛みによる不眠に改善効果が得られたが、その一方で、一時的に「自分は社会的に支えられていない」などのネガティブな感覚に襲われた。３カ月後にはこのネガティブな感覚は消失しており、痛みや疲労や倦怠感の改善は認められなかったものの、それ以外の線維筋痛症における全般的な臨床症状や不眠には有意な改善が見られた。医療機関を受診する頻度も有意に減っており、身体障害度も改善傾向を示していることがわかった。

線維筋痛症をもつ人々は、痛みのために安眠できなかったり、動作が不自由になったりといったことでとても苦しんでいます。そうした人々にとって、三日坊主の日記でその悩みが軽減したというのは驚くべきことといえるのではないでしょうか。通院頻度が少なくなったことも、個人のＱＯＬ（生活の質）の向上に寄与することといえるでしょう。

この研究では、残念ながら、痛みと疲労倦怠感の減少は認められていませんが、次にご紹介する研究では、日記の書き方をひと工夫することで、これらの症状改善も得られたという報告がなされています。

■ **線維筋痛症に関する研究〈2〉**

米・ストーニーブルック大学（ニューヨーク）のブロデリック博士らは、線維筋痛症の患者92人を対象とした日記研究を行った。

所要時間 1日20分×3日間（1回ごとに1週間のインターバルを空ける）

テーマ [Aグループ] ①感情日記「日々の出来事等について」。できるだけ感情表現を取り入れた日記を書く、②洞察日記（最終日）「日記に書いた出来事について、これまでとは異なる解釈をしてみる」。洞察することで、考え方・感じ方がどう変化したか、新たにどんな気づきが得られたか等を書く。

[Bグループ] 日常日記「過去の活動や、今後の予定について」。感情は排し、事実のみを書く。

[Cグループ] 課題なし。

4カ月後、Bグループ、Cグループの人々にはこれといった変化は認められなかったが、Aグループの人々は精神的健康度が上がり、それと同時に線維筋痛症の痛みや疲労倦怠感が有意に改善したという回答が得られた。

その効果の程度を受験などでおなじみの偏差値換算で表現すると、感情日記を書いたＡグループの人々の改善度は他のグループに比べ、痛みは４・５、疲労倦怠感は５・０、精神的健康度は５・４の差をつけて優れているという結果が示された。この改善効果は約10カ月間続き、しばらくして消失した。

なお、痛みと疲労の改善効果は、実験前に対人関係の悩みをもっていた人や高学歴の人々により高く現れていた。


［出典］Broderick, J. E., D. U. Junghaenel, et al.（2005）. "Written emotional expression produces health benefits in fibromyalgia patients." Psychosom Med 67（2）: 326-334.

なかなか改善しない痛みに苦しめられる難病の線維筋痛症の症状が、たった3日間の日記で、偏差値にして約5の差が出たというのはたいしたものなのではないでしょうか。

さらに、痛みと疲労の改善効果は10カ月ほどで消えたということですが、言い方を変えると、「三日坊主の感情日記で、10カ月近くも改善効果が保たれた」と見ることもできます。

この研究の特徴は、日記に感情を表現するとともに、一度書いた出来事について振り返り、洞察を行っているところにあります。これまでの感情日記に新たな側面を加えることで、Ａグループの好結果を生むと研究者たちは考えたわけです。

さまざまな研究において、感情日記はただ書いて終わるのではなく、書いたものにふたたび向き合うという形で活用すると、日記療法の効果がいっそう高まると報告されています。この研究もまさにその一つということができるでしょう。

◆がん

国立がんセンターの調査によると、日本国内で2014年にがんで死亡した人は30年前の約2倍の36万8000人でした。近年は治療法が進み、生存率を高める効果は上がっていますが、依然、日本人の死亡原因の1位であり、男性は3人に1人、女性は4人に1人がいずれかのがんで亡くなっていることがわかっています。

がんは、末期ともなると麻薬も使われるほどの激痛に苦しめられる病気の代表格でもあります。このがんの痛みの軽減に日記が役立つという報告が認められてきていますので、ご紹介したいと思います。

■がんの痛みに関する研究

米・タフツ-ニューイングランド医療センター（ボストン）のセペダ博士らは、がん患者を対象とした日記研究を行った。研究には234人の通院治療中の患者が参加し、8週間後にがんの痛みや健康度に関する調査が行われた。

所要時間　1日20分×3日間（週1日×3週間）

がんの痛みに対する感情日記の効果

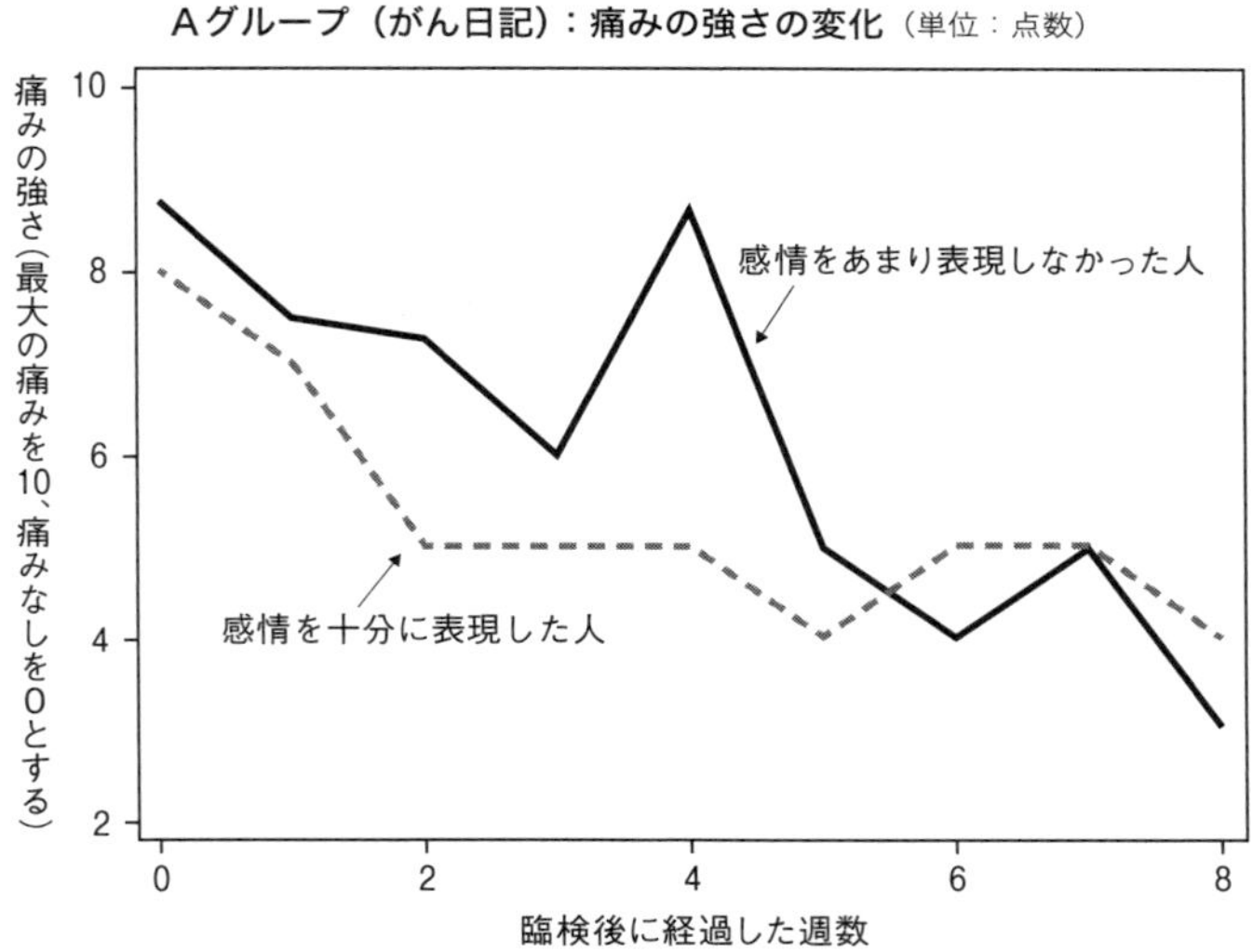

［出典］Cepeda, M. S., C. R. Chapman, et al. (2008). "Emotional disclosure through patient narrative may improve pain and well-being: results of a randomized controlled trial in patients with cancer pain." J Pain Symptom Manage 35 (6): 623-631.

テーマ
［Aグループ］がん日記「人生におけるがんの影響について」。
［Bグループ］アンケート「痛みについて」。
［Cグループ］課題なし。

８週間後、がんの痛みや健康度については、参加者全員にこれといった変化はみられなかった。

ただし、がん日記を書いたAグループには個人差が現れており、日記に感情を十分に表現できた人（事実上の感情日記を行った）は、感情をあまり表現できなかった人に比べ、痛みが和らぎ、健康度も高いという結果が示された。両者の痛みの改善度の平均は、がんの痛みスケール（最大10点）で約２・５点の減少であった。


この研究では、痛みの最大を10点としたときに事実上の感情日記を行った人ではマイナス２・５点という痛みの改善効果が期待されると報告されていますが、たった3回の日記で得られたこの数値は、臨床的に意味の大きいものだと考えられます。

これより先に行われていたある研究では、中等度の痛みを有するがん患者において、「マイナス２・４点の低下は、痛みが35％減少することに匹敵する」という証明がなされています。

それは〝大きな改善〟というにふさわしく、重度の痛みを有するがん患者では、それ以上の効果であることも報告されています。

なお、この研究による痛みの緩和効果は時間が経つにつれて薄れたと報告されているのですが、一定期間をおいて繰り返し日記を書くことで、その効果を持続させられる可能性があると考える研究者もおります。

がんの痛みについての日記研究はこのほかにも多数行われており、「効果はない」と結論づけられているものも存在するのは事実です。

しかし、近年、韓国の王博士らが行った大規模なメタ解析では、「感情日記にはがんの痛みを軽減する効果がたしかにある」ということが統計的に証明されています*。

メタ解析とは多数の研究によるデータを一度にまとめて効果検証を行うもので、もっとも信頼性の高い研究手法とされています。博士らの解析では13のＲＣＴ（ランダム化比較試験）を中心に、総計１７１８人のがん患者に関する感情日記の影響が統計的に集約されました。

その結果、感情日記を書くと、日常日記を書いた場合や、通常の医療のほかにはなにもしない場合に比べ、痛みを軽減する有意な効果が得られるということが医学的に示されたのです。

また、生活面のＱＯＬの改善にも感情日記は寄与していると分析されています。

非常に苦しく、その緩和のためにさまざまなアプローチが駆使されるがんの痛み。そこで使われる麻酔薬のような大きな痛み止め効果は感情日記にはありません。

しかし、力に限りがあるとしても、数日間の日記の記述によって、その痛みを少しでも小さくできる可能性があるのならば、他の医学的治療と併用して試してみる価値はあるのではないでしょうか。

*[出典] Oh, P. J. and S. H. Kim (2016). "The Effects of Expressive Writing Interventions for Patients With Cancer: A Meta-Analysis." Oncol Nurs Forum 43 (4): 468-479.

4 生活の質(Quality of Life)

——暮らし：健康維持・不眠症・ワーキングメモリー
心と体：介護うつ・産後うつ・ＡＬＳ
社会生活：失業・職場での幸福度・男女関係

日記研究は、肉体の病気・症状以外の分野でもさかんに行われています。ここでは、日記で感情表現をすることが個人のＱＯＬにも好影響を与えるという例をご紹介していきます。

いまや広く定着している言葉ですが、ＱＯＬとは〝クオリティ・オブ・ライフ（Quality of Life）〟の頭文字で、人生や生活の質を意味します。精神面・社会生活も含めた暮らしの豊かさ・満足度・自己実現などを含む概念で、たとえ病気があったり、他者の介助・介護を必要とする暮らしであったりしても、生きがいや幸福感を感じられることが大切であると考えられています。

暮らし

◆健康維持――日記をつければ通院回数が減る

私は医師として、毎日、病院に通勤していますが、自分が患者として受診するときはやはりいつも気が重いものです。病院に行くのが好きという人はそんなにいるものではありません。通院であれ、入院であれ、できれば短くすませたいとはだれもが思っているものですが、日記には「医療機関を利用する回数を減らす」という効用も示されています。

このテーマの研究はいくつもありますが、その一つが、日記研究の第一人者、米・テキサス大学オースティン校のペネベーカー博士らの共同研究*1です。

研究は46人の健康な大学生の協力を得て、風邪をひきやすくなる11月中旬にスタートしました。学生は4グループに分かれ、Aグループはトラウマとなった出来事（事実のみ、感情にはふれない）、Bグループはトラウマとなっている感情、CグループはAとBの内容の両方、Dグループは日常の些細な出来事（感情にはふれない）をテーマに、それぞれ4日間連続で日記を書きました。

その後、4カ月間にわたり、参加者が学内の健康センターを訪れる頻度が調べられ、その回数が各自の健康状態の指標とされました。健康センターは具合の悪いときに行く施設ですから、訪れた回数が少ないほど健康状態は良好で、多いほど体調を崩しがちということになります。

もっとも健康状態が良好だと判定されたのは、トラウマ体験とトラウマ感情の両方を記述したＣグループの学生たちでした。書いた直後には、一時的に気分が落ち込む学生が多かったものの、その後の４カ月間に健康センターを訪れる頻度は、他の３グループの参加者に比べて明らかに少なかったのです。

Ｃグループの参加者が日記を書くことを通じて行ったのは、「自分の心の傷と向き合う」ということです。トラウマ体験にはつらい一次感情が伴うものですが、Ｃグループの学生たちは感情日記によってその一次感情に向き合うことでそこから解放され、心身にかかるストレスが軽減し、「通院頻度も少なくなった」と推測することができます。

日記と医療機関の利用頻度に関する研究はほかにも数多くあり、２００６年にはアメリカ合衆国退役軍人省のハリス博士によるメタ解析*2も行われました。

この解析では30の研究・参加者総計２２９４人のデータが集積・分析され、その結果、「感情日記を書くことで、健常人においては、医療機関の利用が有意に抑えられる」という報告がなされました。

その一方で、それぞれの研究以前から心身の病気で通院していた人の通院頻度が日記を書くことで有意に減るということは示されませんでした。

この結果からは、「すでに病気を発症している人が、感情日記のみによって、治療を中止できるほど症状を回復する効果は得られない。しかし、健康な人にとっては、高い予防効果が期待できる」という推測が行われました。ただし、通院治療中の人の症状の緩和などに感情日記が役立つことは、これまでにもお話ししてきた通りです。

＊1［出典］Pennebaker, J. W. and S. K. Beall（1986）. "Confronting a traumatic event: toward an understanding of inhibition and disease." J Abnorm Psychol 95（3）: 274-281.

＊2［出典］Harris, A. H.（2006）. "Does expressive writing reduce health care utilization? A meta-analysis of randomized trials." J Consult Clin Psychol 74（2）: 243-252.

◆不眠症――日記をつければ眠れるようになる

財団法人健康・体力づくり事業財団の調査によると、日本国内の不眠症有症率は人口の21・4％だそうで、じつに5人に1人が眠れないことで悩んでいることがわかります。

不眠症とは、寝つきが悪い、夜中に目が覚める、朝早く目が覚める、眠りが浅いなどの症状をいいますが、読者のみなさんの中にも、「なかなか寝つかれずに悶々としてしまう」、「十分に眠ったかんじがしなくて、朝から疲れている」という人はいらっしゃるのではないでしょうか。

米・スタンフォード大学の研究者らにより提唱され、流行語になった言葉に〝睡眠負債〟というものがあります。これは、日々の睡眠不足が借金のように積み重なり、債務超過になると、心身に悪影響を及ぼすおそれがあることをさします。そのとおり、不眠が健康に与える影響は自分で自覚する以上に大きいものです。

たとえば高血圧や糖尿病のリスクが高まります。睡眠不足は交感神経を高ぶらせてしまうため、夜間に血圧や血糖値が十分に下がらない状態が続くからです。

また、米国立保健統計センター（ＮＣＨＳ）によれば、理想的な睡眠時間は６～７時間とされていますが、肥満度に関するグラフは睡眠の長さに対してＵ字型曲線を描き、６～７時間より短くても長くても肥満となることが多いといわれます。

不眠は精神疾患とも密接に関わっており、自殺やうつ病発症の最大の危険因子の一つにも挙げられています。ある調査では、学生時代に不眠を経験した人は、将来、うつ病を発症する危険性が高いということも報告されました。

睡眠不足のときは、一般に思考力や集中力が落ちるため、仕事上のミスが増えるなどの問題にもつながります。米国でのよく知られた実験によると、睡眠が２時間不足するだけで、軽い酩酊状態のときと同じ程度まで判断力が低下することがわかっています。

ちなみに、酔っぱらい運転をすると、交通事故を起こすリスクが約5倍に上昇するといわれますが、睡眠不足で運転すると、なんと8倍にも上がるという報告もあるのです。

不眠症で医療機関にかかると、多くの場合、まずは睡眠薬と〝睡眠衛生〟による治療が行われます。

睡眠衛生とは、適度な運動、生活リズムの安定など質の良い睡眠を得るために推奨される行動・環境の調整技法のことです。

といっても、日本では睡眠衛生は十分に浸透しておらず、睡眠薬がよく飲まれているというのが実情です。調査によると、睡眠薬は成人の7・4%が服用しているともいわれます。とくに多いのがシニア世代の女性で、70歳以上の女性では、じつに4人に1人が服用していることがわかっています。

しかし、睡眠薬を安易に服用しすぎることも問題です。なぜなら、睡眠薬には認知機能の低下、転倒の原因など副作用がつきものだからです。

不眠症の治療にあたっては、睡眠薬の服用は最小限にして、前述の睡眠衛生を実践することが大切です。しかし、これを自力で完遂するのは、「ちょっとめんどくさい」と思う人も多いようです。

実際、睡眠衛生を応用した不眠症の認知行動療法と呼ばれるプログラムがあり、これを用いると数週間以内にほぼ確実に、クスリを使わずに熟眠を得ることが可能となります。が、患者さんからは、「これを実践するのはハードだ」と言われることも少なくありません。

そして、睡眠衛生の中には、無効とはいわないまでも、それほど効果が高くないものもじつは多く含まれています。それが睡眠衛生がいまひとつ普及しない要因にもなっており、「睡眠薬を飲んで、てっとり早く眠ってしまいたい……」とクスリを飲みつづける人が多いのです。

そんな状況もあり、近年、注目されるようになってきたのが日記療法です。たとえば、不眠症でつらいことの一つは「なかなか寝つけない」ということですが、次に紹介する3つの日記研究では、入眠をスムーズにし、睡眠の時間や質を向上させる効果が得られたと報告されています。

一つめは、米・ニューヨーク州立大学のモッシャー博士とダノフ・バーグ博士の研究*1です。実験では、感情表現を含む日記を書いた人は、感情を含まない日記を書いた人に比べて平均で30分長い睡眠時間が得られ、睡眠の質や、日常生活で感じていた支障についても当初より約27%の改善が見られました。

オーストラリアの睡眠研究機関のハービー博士とメルボルン大学のファレル博士の研究*2

では、参加者が3日間にわたって就寝前に感情日記を書いたところ、ベッドに入ってから悶々とする時間が減り、以前より早く寝つけるようになったという結果が得られました。

米・シラキュース大学（ニューヨーク）のアリゴ博士とスミス博士の女子学生を対象とした実験*3でも、感情日記を書いたグループは睡眠障害が約36％も改善したと報告されています。

*1［出典］Mosher, C. E. and S. Danoff–Burg（2006）."Health Effects of Expressive Letter Writing." Journal of Social and Clinical Psychology 25（10）：1122-1139.
*2［出典］Harvey, A. G. and C. Farrell（2003）."The efficacy of a Pennebaker-like writing intervention for poor sleepers." Behav Sleep Med 1（2）：115-124
*3［出典］Arigo, D. and J. M. Smyth（2012）."The benefits of expressive writing on sleep difficulty and appearance concerns for college women." Psychol Health 27（2）：210-226.

◆ワーキングメモリー——日記をつければ数学力が上がる、試験に強くなる

たとえば、食事に行ってワリカンにするとき、家計や資産運用について考えるときなど、暮らしの中で数字を扱う機会というのはけっこうあるものです。そんなとき、みなさんは、手際よく計算ができますか？

個人の数学的な能力は、解答を導くのに要する時間と正解の割合から評価されます。そして、その力を左右するもののひとつが、第2章でもお話しした〝ワーキングメモリー（作動記憶）〟の働きです。

〝脳のメモ帳〟と呼ばれるワーキングメモリーは記憶の機能の一つですが、直近の出来事を記

憶する短期記憶とも、昔のことを記憶する長期記憶とも異なります。ひとことでいえば、なにか目的をもって作業するときに使う記憶機能で、会話・読み書き・計算など、日常生活や学習に欠かせない働きを担っています。

ワーキングメモリーはしばしば〝記憶のキャパシティ〟とも表現されますが、この働きがしっかりしていると、幅広く、創造性のある思考が可能になり、反対に働きが低下していると、考え方の幅が狭まり、創造性にも欠けた思考になりがちです。パソコンのメモリーが小さいと、処理能力が極端に遅くなるのと似たイメージです。

また、人間のワーキングメモリーの容量と、情報のコントロール力との間には密接なつながりがあることがわかっています。情報のコントロール力とは、周囲から入ってくる刺激や雑音を「重視するか、無視するか」を選択する能力のことです。ワーキングメモリーの容量が大きいほど、周囲からの雑音をはねのけて、目の前のタスクに集中できる能力が高いと考えられているのです。

さらに、ワーキングメモリーは複数のものごとを同時に進めるときにも大切な役割を果たしています。

じつは私たちの脳のワーキングメモリーは、鍛えることでそのキャパシティを広げることが可能です。そして、そのトレーニング法として、感情日記が有効であることが研究によって証明されているのです。

■ワーキングメモリーに関する研究

米・ノースカロライナ州立大学のクライン博士らは、大学の新入生を対象に、感情日記がワーキングメモリーに与える影響を調査した。

所要時間 1日20分×3回／2週間

テーマ [Aグループ] 感情日記「大学進学にまつわること」。大学進学に関連した深い思考・感情を書く。日記の最後ではその総括もしてみる。

[Bグループ] 日常日記「一日のすべての出来事を書く」。その日の出来事・行動等をすべて書き、どのようにしたら、もっとうまくできたかも考察してみる。

ワーキングメモリーの機能の評価には専用のテストが用いられ、日記を書く前・3回目の日記を書いた1週間後・7週間後に実施された。1週間後、感情日記のAグループの数値は低迷気味であったが、7週間後の評価ではBグループの数値を逆転し、明らかに高まっていることがわかった。

感情日記を書くことで、「頭の中をグルグルと巡る雑念が減少し、ワーキングメモリーの容量にゆとりが生まれた」、それによって、「課題への集中力も高まった」と研究者らは分析している。また、これとは別に、レポー博士らが行った研究＊1でも感情日記によって注意力・集中力が上がるということを裏付けている。

［出典］Klein, K. and A. Boals（2001）．"Expressive writing can increase working memory capacity." J Exp Psychol Gen 130（3）：520-533.

感情日記の草分け・ペネベーカー博士の研究＊2でも、三日坊主の感情日記を書いたら、大学生の成績（ＧＰＡ＊3）がよくなったという結果が示されています。

また、米・カルフォルニア大学のフラッタローリー博士らは、医学部の入学試験（ＭＣＡＴ）または法科大学院の適性試験（ＬＳＡＴ）の合格を狙う１４０人の学生を対象とした日記研究＊4を行いました。

ともに非常にレベルの高い試験ですが、感情日記にその試験に対する不安などの深い気持ちを記述した学生は模擬試験の点数が高かったと報告されています。その理由として考えられるのは、緊張や不安によって機能低下していたワーキングメモリーが、感情日記を書くことで活性化したからではないかと研究者らは分析しています。

ところで、最近、しばしば耳にするのが〝数学恐怖症〟や〝数学不安〟という言葉です。これは、数学への苦手意識の強い人が数学の問題を見ると、不安感や恐怖感が募り、ときには体に痛みまで起こったりすることをいいます。

数学不安があると数学力そのものも低下することがわかっているのですが、ある調査によると、四年制大学では学生の約25％が、短期大学では学生のじつに約80％が、高いレベルの数学不安をもっているそうです。

米・シカゴ大学のパーク博士らは、数学不安に関する日記研究*5を行い、感情日記がその克服に役立つことを証明しました。博士らはAグループの人には感情日記を、Bグループの人には感情を排した日記を書いてもらい、その後、数学の問題を出し、解答にかかる時間と正解率から数学能力の評価を行いました。

その結果、簡単な問題においては両グループの差はありませんでしたが、複雑な問題では、感情日記を書いたAグループのほうが高い能力を発揮していたことが示されたのです。とくに強い数学不安をもっていた人ほど、感情日記の効果は大きく現れました。

強い数学不安をもつ人は、数学問題を前にしただけで、数学的なパフォーマンスが低下することがわかっています。つまり、数学不安そのものが、ワーキングメモリーの機能を阻害している可能性があるのです。その不安が感情日記を書くことで和らぎ、ワーキングメモリーも本来の力を発揮し、それによって成績が上昇すると考えられています。試験直前の受験生のみなさんには、数学力を急に高めようとするよりも、感情日記のほうが有効かもしれません。「数字には弱い」という人は多いかもしれませんが、日記を書くことなら、文系の人のほうが得意かもしれません。ワーキングメモリーは、計算だけでなく、会話や学習、創造力などに大きな影響を与えます。毎日を生き生きと過ごすために、感情日記を利用して、ワーキングメモリーを鍛えてみてはいかがでしょうか。

＊1［出典］Lepore, S. J., Fernandez-Berrocal, P., Ragan, J., & Ramos, N.（2004）. It's not that bad: Social challenges to emotional disclosure enhance adjustment to stress. Anxiety, Stress, and Coping, 17, 341—361.
＊2［出典］Pennebaker, J. W., & Francis, M. E.（1996）. Cognitive, emotional, and language processes in disclosure. Cognition and Emotion, 10, 601—626.
＊3　GPA：Grade Point Average、一定期間の成績の平均値による公的な評価制度。大学進学の合否判定の重要な基準にもなる。
＊4［出典］Frattaroli, J., M. Thomas, et al.（2011）. "Opening up in the classroom: effects of expressive writing on graduate school entrance exam performance." Emotion 11（3）: 691-696.
＊5［出典］Park, D., G. Ramirez, et al.（2014）. "The role of expressive writing in math anxiety." J Exp Psychol Appl 20（2）: 103-111.

心と体

◆介護うつ——日記をつければ心の燃え尽きを予防できる

総務省統計局の調査によると、わが国の65歳以上の高齢者人口は２０１７年９月時点で３５

14万人、総人口に占める割合は27・7%で、人口・割合ともに過去最高となりました。そして、介護を必要とする人は年齢とともに多くなり、80代前半では約3割、80代後半では約6割となっています。

2000年に介護保険が導入され、訪問介護やデイケアなどのサービスが整備されていますが、家庭ではどうしても〝お嫁さん〟や〝娘さん〟に介護の負担が集中しがちです。また、近年は高齢の妻が高齢の夫の介護をする、またはその逆の〝老老介護〟も増加しています。もう一ついえば、今後は認知症のある人を認知症のある配偶者が介護する〝認認介護〟も増えていくのではないかという懸念もあるそうです。

そんな背景のもと、近年、急増しているのが〝介護うつ〟を発症する介護者です。重い介護に疲れ切ったり、燃え尽きたりして、うつ病を発症するというもので、突然、電源が切れてしまったかのような無気力感に襲われたり、虚無感を感じたり、不眠・頭痛・胃痛などの身体症状に悩まされたりします。

介護うつになりやすいのは、真面目で責任感の強い人や、だれかに相談することなく、一人でがんばっている人に多いといわれます。「ヘルパーさんを家に入れたくない」、「すべて自力でしないと気がすまない」などの理由で介護保険を利用していない家庭は意外と多いといいますが、それも介護うつの要因になっているといえそうです。

こうした介護うつの予防・改善にも、感情日記が役立つかもしれません。その可能性を示唆するのが、米・メリーランド州ボルティモアにあるジョンズ・ホプキンズ病院で導入されている看護師のための日記プログラム*です。

同病院は、ジョンズ・ホプキンズ大学医学部の付属病院として１８８９年に創立されました。ニュース雑誌『U.S. News & World Report』の優良病院ランキングでは１９９１年から２０１１年まで21年間連続で全米ナンバーワンに輝いています。

最先端の医療が行われる病院においては、日々、新しい技術が導入されたり、難しい病気・症状が扱われたりしていますから、それを支える看護師にも高いレベルの知識や看護が要求されます。

一人ひとりが抱える責任やプレッシャーも大きく、そのストレスから心身の不調を訴える場合も多いといわれ、同病院でも看護師の３分の2が不眠を、2分の1が燃え尽き感を自覚、さらに4分の1がうつ状態にあり、それが休職や離職の要因になることも少なくなかったのだそうです。

そこで、その状況の改善を目指し、低コストかつ手軽に導入できる方法として注目されたのが日記を書くというプログラムです。

プログラムは腫瘍科・集中治療室・救命救急部門・周術期ケア部門・末期がんの緩和ケア部門および内科・外科病棟で取り入れられて、看護師たちには感情日記を書くことが奨励されました。

すると、日記を書くということ自体が仕事上の問題対処に役立つとともに、仕事へのプレッシャーや不安・緊張感などを言葉で表現することが、日々のストレスの緩和にも役立つことがわかったそうです。そして、この試みは、離職率の低下・職場環境の改善・看護の質の向上にも結びついたと報告されています。

私が調べたかぎりでは、介護に関する日記研究はまだあまり進んでいないようです。アルツハイマー型認知症とパーキンソン病の患者さんの介護をする人についての予備的な研究はありますが、いずれも芳しい結果は認められませんでした。

その理由の一つは、感情日記でストレスを緩和するより、介護を離れる時間を作るなど、時間の使い方に配慮するほうが大きな効果が得られるということです。たしかに、日記はあくまで補助的なアプローチであり、まず優先すべきなのは現実の介護負担を軽減することだというのは納得のいく説明です。

そうはいっても、介護を一人で抱え込み、休みをとることもできずに苦しんでいる人は多いずです。

そのうえまた、介護する相手との関係が円満とはいえないという場合も少なくないはずです。

とくに、かつては険悪な関係だったり、たくさんのがまんを強いられたりしてきた相手を、老いたからといって面倒を見ることは、それが自分の親であったとしても心は複雑なものでしょう。まして、もとは他人であった義理の親や家族の場合は、理不尽な思いやうっ屈した感情を押し殺しながらの介護になるとも考えられます。それが、どれだけ大きなストレスであるかは、想像に難くありません。

そして、いくつかの研究を調べてみた中で、私が個人的に思っているのは、そうしたストレスを抱えている人ほど、感情日記の効果が期待できるだろうということです。実際に、この第４章で認知症介護者の傷の回復に差が出た研究を紹介したように、少なくとも介護者の体のケアには日記が役立つことが期待されます。

時間に追われる介護生活の中で、いつでもどこでも気軽に書けるのが日記のメリットの一つともいえます。つらいと感じたら、まず立ち止まり、そして、燃え尽きる前に、自分でできることを探すことが大切です。そのとき、もしかしたら、感情日記が味方になってくれるかもしれないのです。

＊［出典］Sexton, J. D., J. W. Pennebaker, et al.（2009）. "Care for the caregiver: benefits of expressive writing for nurses in the United States." Progress in Palliative Care 17（6）: 307-312.

◆産後うつ――日記をつければ新米ママの心の病気を予防できる

〝介護うつ〟に続いては、〝産後うつ〟のお話をしたいと思います。

出産してまもないおかあさんは体調が万全とはいえませんが、産院からうちに帰ったその日から、授乳やオムツ替え、寝かしつけなどに追われる日々が始まります。

睡眠も十分にとることができないので、疲労とストレスがどうしてもたまりますし、新米のおかあさんの場合は、初めての子育てへの不安やプレッシャーも大きいことでしょう。さらに産後は体内のホルモンバランスが変動することから、この時期に起こりやすいのが〝産後うつ〟です。

また、〝産後ＰＴＳＤ〟と呼ばれるのですが、出産時の不安や恐怖感などからトラウマに悩まされる人もいて、それが赤ちゃんとの親子関係の形成に支障を与えることがあるともいわれます。

欧米では、こうした産後のお母さんのための日記研究も進んでいます。たとえば、サクロ・クオーレ・カトリック大学（イタリア）のブラシオ博士らが行った、産後の女性に感情日記を書いてもらうという研究＊1では、２カ月後・３カ月後の状況評価で、とくに重度から中程度のうつ症状のあった人たちにははっきりとした効果が認められ、大半の方の産後PTSD症状も明らかに改善していたということです。

産後うつに関しては、ほかにも多くの日記研究がありますが、概ね好効果が報告されています。赤ちゃんの成長記録と合わせ、つらいことも含め、日々、感じたことを日記に書いてみてはいかがでしょうか。

また、日本もそうですが、女性の社会進出に伴う晩婚化などを背景に、高齢出産が増えています。それに比例して増加しているのが早産で、世界的には10人に1人が早産であるとも報告されています。

早産となった場合、赤ちゃんが障害をもって生まれてくる割合も高いことから、産後すぐから母親のストレスは大きく、やはりうつ病やPTSDを生じる人もいることが知られています。しかし、そんなときにも感情日記が役に立ちそうです。スイスのホーシュ博士らの研究*2では、そんな早産の母親たちのうつ病やトラウマの症状が感情日記を書くことで改善したと報告されているのです。

出産に関連しては、不妊治療と感情日記の研究も行われています。

不妊もまた、妊娠・出産の高齢化に伴い増加していますが、治療の際は、注射を受ける頻度が高くなったり、先の見えない不安や周囲からのプレッシャーに悩まされたり、現状を受け止めるのに苦労したりと、当事者が抱えるストレスは大きくなりがちです。また、年間にかかる治療費は３００万円ともいわれ、長期化するほどその負担は大きくなっていきます。

それを理由に、不妊治療を断念するカップルも少なくないことが知られていますが、デンマークのオーフス大学のフレデリクセン博士らの研究*3では、これら不妊治療におけるストレスが、感情日記によって軽減できることが示されています。

*1 [出典] Blasio, P. D., E. Camisasca, et al.（2015）. "The Effects of Expressive Writing on Postpartum Depression and Posttraumatic Stress Symptoms." Psychol Rep 117（3）: 856-882.

*2 [出典] Horsch, A., J. F. Tolsa, et al.（2016）. "Improving Maternal Mental Health Following Preterm Birth Using an Expressive Writing Intervention: A Randomized Controlled Trial." Child Psychiatry Hum Dev 47（5）: 780-791.

*3 [出典] Frederiksen, Y., M. S. O'Toole, et al.（2017）. "The effect of expressive writing intervention for infertile couples: a randomized controlled trial." Hum Reprod 32（2）: 391-402.

◆ＡＬＳ（筋萎縮性側索硬化症）――日記をつければ余生のＱＯＬが高まる

２０１４年、インターネット上で、世界中のアーティストやアスリート、実業家などの著名人が、バケツに入った氷水を頭から浴びる動画がさかんに流れていたのをご記憶の方は多いと思います。その名も「アイス・バケツ・チャレンジ」というこれは、ＡＬＳ（筋萎縮性側索硬化症）の認知度向上と研究支援を目的に行われた運動でした。

２０１８年の３月に亡くなったイギリスの世界的物理学者ホーキング博士が患っていたこと

でも知られるＡＬＳは、全身の筋力が徐々に失われていく原因不明の難病です。現代の医学では治らない病気であり、発症後は次第に歩けなくなり、声が出せなくなり、食べ物が飲み込めなくなり、呼吸ができなくなり、進行が早い場合は２〜３年で死に至ります。

自発呼吸が失われても、人工呼吸器や経管栄養等を使うことで、長期療養することは可能になります。しかし、病気の進行とともに寝たきりとなることは避けられず、やがては運動能力のみならず、コミュニケーション能力も失われていきます。そして、その段階でも意識はしっかりとしていて、五感は最後まで残ることがこの病気の厳しいところであり、患者さんにかかるストレスもはかりしれないと言われています。

そのため、ＡＬＳ患者の治療・生活においては、限られた人生であっても、その人生のＱＯＬをいかに高く保つかということが重視されており、その良し悪しを決める要素として、身体面に負けず劣らず、精神面のケアも大切だと考えられているのです。

ここで、ＡＬＳ患者の心の健康にまつわる日記研究をご紹介したいと思います。

がん・ぜん息・リウマチなどの疾患については、患者向けのメンタルヘルスの方法がいくつも確立してきていますが、これまでのところ、ＡＬＳに関しては、よい方法といえるものがほとんどないという状態でした。なぜなら、他の病気に比べ、進行がより早く、たどっていく経過も悪いという特徴があるからです。果たして感情日記は、そのような難しい病気にも役立つのでしょうか？

■ALSのメンタルヘルスに関する研究

米・サウスカロライナ医科大学のエイブリル博士らは、ALS患者48人をランダムに2グループに分けて日記を書いてもらい、一定期間後に精神健康度を評価した。筋力の低下によって筆記ができない人は、文面を口述でテープレコーダーに吹き込んだ。

所要時間 1日20分×3日間

テーマ ［Aグループ］感情日記「ALSについて、考えたり、感じたりしていること」。

［Bグループ］日常日記「1日の予定について」。感情は排し、予定や事実のみを淡々と書く。

参加者の精神健康度は、開始時・3カ月後・6カ月後の3回にわたって測定され、3カ月後の測定では、Aグループの精神健康度は上昇していたが、Bグループには下降が見られた。

　個別の効果を見てみると、もともとつらい考えや感情をそれなりに上手に表現できる人については差は出なかった。一方、思いを開示することに葛藤があり、なかなかできないタイプの人たちの精神健康度は上がっており、感情日記の効果が認められた。

［出典］Averill, A. J., E. J. Kasarskis, et al. (2013). "Expressive disclosure to improve well-being in patients with amyotrophic lateral sclerosis: a randomised, controlled trial." Psychol Health 28 (6) : 701-713.

　この研究では６カ月後にも精神健康度の評価が行われましたが、その結果ははっきりと示すことはできなかったようです。というのも、ＡＬＳは進行が非常に早かったり、また、多様な症状の出方をする病気であるために、６カ月もすると参加者のコンディションが研究開始時と同じ条件ではなくなっていたからと説明されています。

　なお、ＡＬＳの場合、感情日記の効果の持続を目指すとしたら、患者一人ひとりの病状に合わせ、一定期間後にあらためて書く機会を作ることで実現するとよいと研究者らは考えているようです。

社会生活

◆失業――日記をつければ早期の再就職が実現する

人生には幾度か心の痛みを伴う出来事が起こります。その代表が家族の死や離婚ですが、あるいはそれと同じぐらい心に深い傷を作ることがあるのが失業です。とくに中高年の場合は、失業期間が長期化するほど心身の健康に影響が出ることも報告されています。

失業時の感情と再就職にまつわる日記研究がありますのでご紹介しましょう。

■ 失業／再就職に関する研究

米・南メソジスト大学のスペーラ博士らは、リストラによってIT技術系の大企業を解雇され、求職中の男女63人を対象とした日記研究を行った。全員が専門職で、平均年齢は54歳、平均勤務年数は約20年。博士らは63人を3グループに分け、その後の就職活動の状況を調査した。

所要時間　1日20分×5日間

テーマ　［Aグループ］感情日記「解雇されたことについて」。解雇されたことおよ

失業後の再就職率に対する感情日記の効果

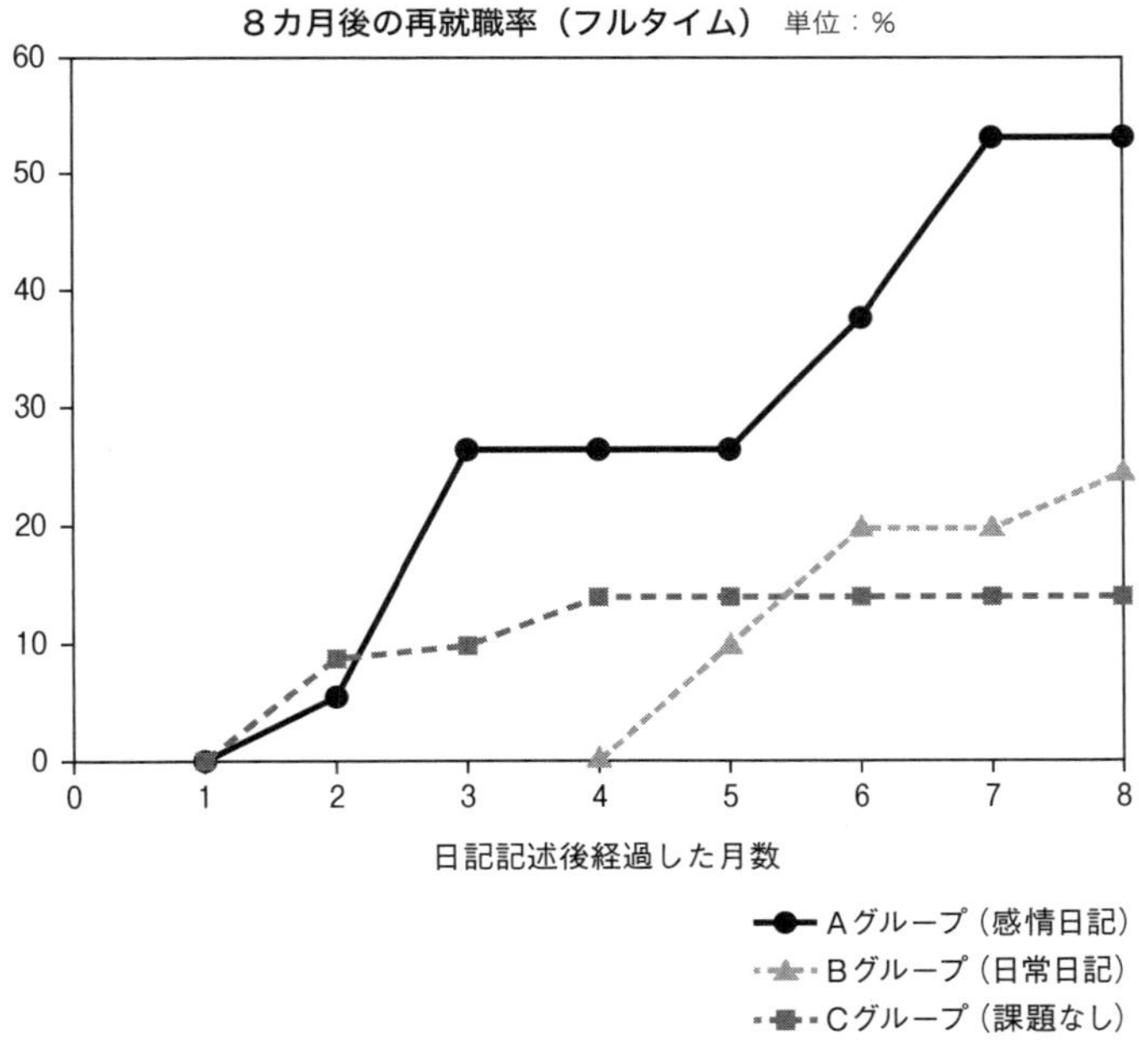

感情日記のグループは再就職率が高かった

＊［出典］Spera, S. P., E. D. Buhrfeind, et al.（1994）. "Expressive Writing and Coping with Job Loss." The Academy of Management Journal 37（3）: 722-733

び、それが人生（仕事上・プライベート）にどのような影響を与えているかについて、深い思考や感情について書く。

［Bグループ］日常日記「日々の過ごし方と再就職活動の計画」。日々の出来事および職探しの活動の計画を記述。現状に対しての意見を書いたり、感情を表現したりはしない。

［Cグループ］課題なし

8カ月後の調査で、感情日記を書いたAグループでは68・4％の人々がパートタイムも含めなんらかの再就職先を得ていた。それに対し、Bグループは47・6％、Cグループは27・3％と、グループごとに大きな差が認められた。

さらに、フルタイムの仕事を得た人に限って調べてみると、同じAグループの中でも、仕事にまつわるつらい感情を記述した人は52・6％、つらい感情にはふれなかった人は23・8％と2倍以上の差が出ていることが明らかになった。


研究者らによると、感情日記を書いたAグループの再就職率が高かった理由は、日記を通じて感情表現することで、気持ちのけじめがつき、前向きな姿勢になったり、視野が広がったりしたせいではないかと考えられています。

また、同グループの人々の日記には、恨み・敵意・怒り・つらさが顕著に綴られていたといいます。

日記を書く前はこれらのネガティブな感情が各人の物腰や人間関係に影響しており、それが日記によって解消されたため、就職活動にもプラスの効果となって現れたのではないかとも推測されています。

ここに私の個人的な推測を加えるとしたら、感情日記が脳のワーキングメモリーの働きを高めた可能性もありそうです。数学力の項目でお話しした通り、ワーキングメモリーは緊張すると機能低下することがわかっています。感情日記によってその緊張が和らぎ、それが採用面接や試験などにもよい効果を与えたのかもしれません。

◆職場での幸福度——日記をつければ欠勤が減る

定期的な健康診断から、医師や保健婦による健康相談、メタボ予防の啓蒙活動、体力づくりの推進、産業カウンセラーによる心の悩み相談など、各企業ではさまざまな健康づくりのプログラムが実施されています。

そうした中、健康づくりをより大きな視野でとらえたキーワードとして新たに注目されるようになっているのが〝ウェルビーイング（well-being）〟という考え方です。

これは、多くの場合、〝幸福〟と訳されます。働く人々の体が健康であることはもちろんのこと、精神面・働き方・人間関係などのどれもが健全で、人間らしい生活を実現することを意味しています。そして、それを実現するものとしては、さまざまな要素が挙げられます。

しかし、ブラック企業という言葉もあるように、世の中にはウェルビーイングとはかけ離れた職場環境の企業も少なくないようです。また、個人の問題として、仕事・職場環境・人間関係への適応度が低かったり、仕事の難易度が高く、十分にこなしていけなかったりすることもあり、いずれの場合も職場での幸福度はどんどん下がっていき、それが心身の不調の要因となることがあります。

とくに多いのが、急に気力が湧かなくなったり、体が動かなくなったりする〝燃え尽き症候群〟です。また、自分の感情に気づけなくなったり、感情表現ができなくなったりする〝失感情症（アレキシサイミア）〟という状態に陥ることもあります。

イタリアのローマ・ラ・サピエンツァ大学のタルキーニ博士らが、２０１４年にこの２つの状態を対象とした日記研究＊[1]を行っています。

研究では、燃え尽き症候群や失感情症をもつ人々に、自分の現在の職場の状況や、これまでの人生で出会った困難な出来事について感情日記に書いてもらいました。そして、１カ月後に調査を行うと、それぞれの症状が改善し、各自が感じる幸福度も向上していることがわかったのです。

７カ月後の調査でも同様の効果が続いており、理由としては、感情日記を書いたことで、個人の感情処理能力が高まったということが推測されています。それによって、職場でのストレスの感じ方が緩和され、ウェルビーイングの向上にも結びついたというものです。

仕事に関連しては、もう一つ、興味深い研究があります。米・南メソジスト大学（テキサス）のフランシス博士らによる研究*[2]で、感情日記を書いた人たちは「職場の欠勤率が下がっていた」ことが証明されたというのです。

じつはこの研究は、感情日記と肝機能の関係を探る研究と並行して行われました。参加者は大学職員の中からランダムに選ばれた人たちで、Ａグループの人々には心が傷ついた経験にまつわる感情日記を、Ｂグループの人々には感情は排した日記を、20分×週１回、４週連続で書いてもらいました。

まず、肝機能の結果をご紹介すると、感情日記を書いたＡグループの人たちは、平均でＡＬＴ（ＧＰＴ）／ＡＳＴ（ＧＯＴ）*[3]がマイナス４・０％／マイナス24・５％とどちらも低下し、明らかに改善していました。それに対して、Ｂグループでは、プラス１３・１％／プラス７・７％とどちらも上昇して悪化していました。

問題の欠勤率はというと、感情日記のAグループはこの実験開始前の8カ月間に比べ、実験後の3カ月で28・6％の減少が認められ、一方、Bグループでは48・5％の増加と、明らかな差が現れました。しかも、Aグループの欠勤率は日数が経過するほど下がり、3カ月後にはきわめて0に近いところまで下がっていたのです。

また、同じAグループの中でも、感情としっかりと向き合い、表現できた人々は他の人たちよりも欠勤率が下がったとのことで、ここからも感情日記が欠勤率の改善に寄与した可能性がうかがえます。

＊1 ［出典］Tarquini, M., M. Di Trani, et al.（2016）．"Effects of an expressive writing intervention on a group of public employees subjected to work relocation." Work 53（4）：793-804.
＊2 ［出典］Francis, M. E. and J. W. Pennebaker（1992）．"Putting stress into words: the impact of writing on physiological, absentee, and self-reported emotional well-being measures." Am J Health Promot 6（4）：280-287.
＊3 ALT（GPT）およびAST（GOT）：この数値が基準値以上に高いと、肝機能の悪化を示す。

◆男女関係――日記をつければコミュニケーションがよくなる

よく、男女関係は人間関係の縮図などと言われます。

だれよりも身近な存在であるパートナーとの間では、意見が合わなかったり、違和感を感じたり、いやだなと思うこともあるものです。他人ならそこで距離をとるという方法もありますが、ずっと一緒に過ごすパートナーとは、感じたことを伝え合ったり、話し合ったり、ケンカしたりしながら、よい着地点を見つけようとしていきます。

そうしたことを頭におきながら、パートナーシップにまつわる日記研究を読んでいただければと思います。

一つ目は、米・コロンビア大学のレポー博士らの研究*[1]です。この研究は、破局して７カ月経ったカップル１５２人（男女半々）を対象に行われました。７カ月というのは、拒絶感・孤独感・後悔等に苦しみやすい時期といえます。

博士らはカップルをランダムに2グループに分け、Ａグループのカップルには感情日記を、Ｂグループのカップルには感情を伴わない対人関係に関する日記を書いてもらいました。

その結果、日記を書いて約15週間のうちに、Ａグループは８・２％ものカップルのよりが戻っていたのです。それに対し、Ｂグループは１・４％で、両者の間には約６倍の差がついていました。

復縁の理由は明快には解明されていません。しかし、感情日記を書くことで、心の中にわだかまっていた思いや感情がある程度消化されたことが大きいのではないかという考察がなされています。

同じような経験をおもちの人ならおわかりになるかもしれませんが、感情のわだかまりがあるうちは、たがいに未練が残っていたとしても、意地を張ったり、相手をどうしても許せなかったりすることがあるものです。

しかし、感情日記にはそうした感情を消化していく力があり、Ａグループの参加者は、あまりよけいなことは考えずに、自分に素直になったり、相手のことを客観的に見られるようになったりしたようです。それによって、それまでは受け容れられなかったことも許せるようになったのではないかと考えられています。

また、息苦しさや気の張った感覚、疲労感についての調査も行われたところ、それらの不調を多く訴えたのは、Ｂグループのほうでした。

男女関係の破局後には、「もう、考えても仕方がない」と理屈ではわかっていても、感情はすぐには割り切ることができず、繰り返しよけいなことを考えては悶々とする……ということがよくあるものです。身体症状にはこうした心理的な苦しさが関連していると考えられており、感情日記がその解消に役立った可能性が示唆されています。

また、破局後は大泣きしたほうが一時的につらくても一次感情に向き合うので早く立ち直れ、他方、深く悲しめずに強がっているような人はいつまでも未練が残るのも知られるところですが、このことも研究結果と関係がありそうです。

続いては、浮気にまつわる日記研究のご紹介です。

浮気の発覚は、パートナーシップにおける大きな危機だといわれますが、以前、米・シカゴ大学で行われた調査では、離婚経験のある人の４割が、性的な交渉を伴う浮気をしたという告白をしています。また、生涯で一度でも浮気をした経験のある人は、男性の40％、女性の20％にのぼったといいます。

日本でも最近は熟年離婚が増加傾向にあり、その理由の多くが不倫であるといわれます。「浮気につけるクスリなし」などといわれることがありますが、精神医療の世界でも浮気の中には依存症といえるケースもあると考えられているものの、実証性の示された治療法はほぼ存在していません。セラピストの多くも「浮気はもっとも治しにくいものの一つ」という意見をもっているようです。

ご紹介する研究*[2]は、米・ノックスビル大学（テネシー）のゴードン博士らによるもので、浮気が起こった夫婦の関係修復がテーマでした。参加したのは夫が浮気をして夫婦関係がこじれているカップルで、ここではいわゆる交換日記のような形式で感情日記が利用されました。

日記を通じて夫婦がそれぞれの気持ちを伝え合うと、やがて妻が抱えていた抑うつや怒りが和らぎ、少しずつ許しの気持ちが湧いてきました。それに伴い、心の傷やストレスも和らいでいったのです。さらに、このプロセスを経て夫婦の心の結びつきが深まり、関係をより安定的なものにすることができたといいます。

研究の開始時、夫婦は一緒にいてもぎこちない様子でしたが、日記を書いたあとはたがいに自然体の言葉づかいで話せるようになったともいいます。また、日記上に、幸せ・愛・怒り・ナーバスといった感情表現を表す言葉を使用することで、深い感情を通じ合えるようになり、それもまた二人の関係の改善に影響したと研究者らは分析しています。

ここに出てきたように〝言葉〟というものは、人間関係において非常に重要な役割を果たします。

言語分析をテーマにした日記研究もあり、そこでは〝ポジティブ・ワード〟を多用することが、カップルの関係の安定化をもたらすと報告されています。

この研究*[3]を行ったのは、米・テキサス大学オースティン校のスラッチャー博士らです。研究には86組のカップルが参加し、各カップルの男女いずれか一人が3日間にわたって日記を書くという方法で行われました。

課題は、Aグループがパートナーに対する深い思いなどをこめた感情日記、Bグループはふだんの自分の生活について感情をこめずに書く日常日記です。

さらに、この研究独自のアプローチとして追加されたのが、日記を書く前後にスマートフォンのメッセージ機能を使って、パートナー同士で言葉のやりとりをするという課題です。やりとりにはＥメールではなく、ＳＭＳやＬＩＮＥのように、リアルタイムでチャットができる方法が使われ、その会話の内容が分析されました。

日記を書いてから３カ月後、Ａグループのカップルは77％が頻繁にデートを重ねていることがわかりました。Ｂグループの52％を明らかに上回っており、二人の関係の安定性もＡグループのほうが約３倍高いことが認められました。

興味深いのは、パートナーへの満足度は日記を書く前も３カ月後もどちらのカップルも変わらなかったのに、デート回数や関係の安定性についてはこれだけの差が出ていることでした。つまり、その差は感情日記やメッセージのやりとりが作ったと推測できるわけです。

そして、各カップル間でやりとりされたメッセージを見てみると、Ａグループでは、ポジティブ／ネガティブのいかんを問わず、感情を表現する言葉がふんだんに使われていることがわかり、とくに〝ポジティブ・ワード〟が多いカップルほど、二人の関係の安定化が強まるという分析がなされたのです。

ドキドキするような経験を共有すると恋愛感情が生まれやすいことを〝吊橋効果〟といいますが、そこからもわかるように、恋は感情が動かなければ始まりません。

二人の関係の持続のためには、感情で通じ合うことが重要だということをこの研究はあらためて示し、そして、感情日記がその役に立つということがわかったわけです。

冒頭に男女関係は人間関係の縮図だと書きましたが、この研究を行った博士らも、感情日記の効用はカップルのみならず、さまざまな対人関係の強化に応用できるとしています。

たとえば、日記を書くときは、家族や友人、職場やサークルの仲間に対する思いを綴ってみてもよいでしょう。携帯電話などでメッセージの交換をするときは、意図的に〝ポジティブ・ワード〟を使ってみることも、人間関係をよりよくする一助になることが期待できます。

日本の男性は、世界でも有数の感情表現の苦手な種族だといわれます。また、日本には、言いたいことを言わないことが美徳とされる傾向も少なからずあります。とくにそんなみなさんは、感情日記と〝ポジティブ・ワード〟を活用してみると、自分をとりまく人間関係も変わっていくことが実感できるかもしれません。

＊1 [出典] Lepore, S. J. and M. A. Greenberg (2002). "Mending Broken Hearts: Effects of Expressive Writing on Mood, Cognitive Processing, Social Adjustment and Health Following a Relationship Breakup." Psychology & health 17 (5): 547-560.

＊2 [出典] Gordon, K. C., D. H. Baucom, et al. (2004). "An integrative intervention for promoting recovery from extramarital affairs." J Marital Fam Ther 30 (2): 213-231.

＊3 [出典] Slatcher, R. B. and J. W. Pennebaker (2006). "How do I love thee? Let me count the words: the social effects of expressive writing." Psychol Sci 17 (8): 660-664.

第5章

応用編

感情日記の書き方Q&A

どんなテーマで書けばいいのか、そもそも感情とはなんなのか、書いているときにいやな気持ちが湧いてきたら、どうすればいいのか……。

本書の締めくくりとして、感情日記の書き方に関連してよくいただく質問にお答えしましょう。第3章の日記の書き方と併せて、お役立てください。

Q：なにを書けばいいのか、よくわかりません

心が揺れたことを探してみましょう

やはりテーマ選びに悩むこともあれば、書くべきことがなにもないような気がする場合もあるかもしれません。

感情日記に最適のテーマは、ストレスを感じたこと、心の傷になっているような出来事などです。それは、過去に起きたことでも、最近の出来事でもかまいません。

テーマがうまく思い浮かばないときは、はじめは「気持ちが少しでも高ぶった出来事」や「落ち込んでしまった出来事」という視点で探してみてください。

大きな出来事でなくても、だれかとの会話の中でふと心が揺れた、仕事や人間関係の中でなぜか苛立ってしまったなど些細なことでもかまいません。小さなことでも心が動いた出来事な

ら、感情や洞察の記述もふくらみやすいのです。

Q：感情といわれても、よくわからないのですが

ワンワードで表現できるのが感情

この質問は多くの人からいただきます。とくに〝感情〟と〝思考〟の区別がつかないという人が多いようです。

〝感情〟は〝気分〟と言い換えることもできます。うれしい、悲しい、好き、嫌い、楽しい、イライラする、ホッとする、不安だ、困った、情けないといったもので、そのほとんどは一つの言葉（ワンワード）で表現することができます。

それに対し〝思考〟は、一緒にいたい、理由が知りたい、ここにいてもいいのかといったようにいくつかの単語をつなげないと表現することができません。自分が書いたことが感情と思考のどちらなのかがわからなくなったときは、この「ワンワードで言えているかどうか」でチェックしてみてください。

また、がまん強い人や、感情を外に出すことに恥ずかしさや嫌悪感のある人は、日記においても感情表現にブレーキがかかりがちです。

日ごろから感情を出さない人の中には、自分の中にそんな感情があることに気づいていない場合もあります。すると、書いているつもりでも、感情の記述が不十分になりがちなので、「感情について書いているか」としばしば確認しながら進めていくといいでしょう。

反対に、うれしかった、いやだったなど、感情的なことがつい先に出てきてしまうという人もいますが、出来事・感情・洞察（考え）の3要素が含まれていれば、日記の入口はどこでもかまいませんし、文章の順序がどのようになってもかまいません。洞察から入ると書きやすいという人は、それでもちろんけっこうです。あなたはどのタイプでしょうか。左記を参考にしてください。

■日記の入口は3つ——あなたはどのタイプ？

出来事先行型

出来事 きょう、こんなことがあった。
↓
感情 そのとき、こんなふうに感じた。
↓
洞察 そう感じた理由はこういうことだろう。
この出来事の意味することは、こういうことなのだろう。

感情先行型

感情 ← 出来事 ← 洞察

きょう、こんなふうに感じることがあった。
それを感じたのは、こんなときだった。
そう感じた理由はこういうことだろう。
この出来事の意味することは、こういうことなのだろう。

洞察先行型

洞察 ← 出来事 ← 感情

きょう、こんなことをいろいろと考えてしまった。
そのきっかけは、こんなことだった。
いろいろ考えたのは、こんなふうに感じたからだ。

Q：いやな出来事についても、書かなければいけないのですか？

よいことも、悪いことも、バランスよく

よいことも、悪いことも、バランスよく、なるべく書いてください。感情日記の研究では、多くの場合はハートの奥に痛みを感じるようなネガティブな感情をあらためて感じとることで、それを解消し、心身のストレスを和らげていくという報告がなされています。

一次感情にふれるときは苦痛を伴いますし、一時的にはつらさも生まれますが、そのあとは浄化されたようなスッキリとした気持ちになれます。ただし、しっかりと一次感情に向き合わないと、かえって苦痛だけを中途半端に感じることとなり、またネガティブな感情から回避している状態に戻ってしまいます。すると、表面的ないやな二次感情を感じるだけになり、「日記なんか、書かなければよかった」ということになってしまうことも少なくありません。

なかにはポジティブな感情を感じられないという人もいますが、これも一次感情を十分に感じていないときに見られる現象です。ネガティブな一次感情に向き合わないために、ポジティブな一次感情を感じとることもできないというマヒした状態になってしまうのです。

人は、ネガティブな感情だけを感じるようにはできていません。悲しみなどネガティブな感

情をしっかりと感じることが可能になると、一方では喜びなどのポジティブな感情も自然に感じることができるようになってきます。その逆に、ポジティブな感情を少しずつでも感じることで、悲しみなどのネガティブな一次感情も、より深く、より自然に感じられるようになるのです。

実際の日記研究でも、「ネガティブな話題について書いているときに、肯定的な感情を多く感じることができたとしたら、それはネガティブな一次感情により深くふれることにつながり、結果、日記の効果を多く得ることができる」と報告されています。

つまり、日記には、楽しいこと、うれしいことのみならず、落ち込んだ出来事、怒りを感じた出来事などもバランスよく出てくることが大切なのです。

時間があれば、１週間の日記を見返して、いいこと、悪いことをどんなバランスで書いているかをチェックしてみてください。そして、どちらかに偏っているようでしたら、その後のテーマ選びの際に少しずつ修正していくよう努力してみましょう。

Q：つい、人の悪口を書いてしまうのですが

自らの一次感情に迫れるのならかまわない

日記に書くことがらに制限はありません。したがって、他人の悪口や、なにかに関しての、恨み、つらみなどを書いてももちろんよいのです。

大事なのは、なにを書くかということではなくて、それを書いたことによって、自分の一次感情にしっかりと迫ることができるかということです。

ちなみに、こういった疑問が出る背景としては、だれかの悪口を何度となく書いていても、どこか表面的で、感情が深まっていかないという不全感を感じているということが考えられます。だとしたら、それは正しい気づきといってもよいでしょう。

つまり、書いているのが人の悪口であれ、自分自身の深い一次感情に迫り、洞察も深まっているのだとしたら、日記療法の効果は期待できます。

反対に、表面的な悪口に終始して、何度書いても深まらないのであれば、日記の効果が得られていないということになりますので、より自分の内側の深い感情に迫るように意識してみましょう。たとえば、第2章でお話ししたように、他人への怒りや不満の多くは二次感情である

ことが少なくありません。その背後に、さらに深い悲しみや不安がないか、あるいは、より根本的な怒りなどがないかなど、自分の胸に聞いてみてください。

Ｑ：好きなテーマで書いてもいいですか？

テーマに感情と洞察を上手にのせるのがポイント

自分にとって関心の高いテーマだと、書くことの楽しみが増え、長続きもしやすいものです。なにを書けばいいかわからないという人にとっては、決まったテーマがあると話題が見つけやすいというメリットもあります。したがって、応用的なアプローチとしては趣味の日記・健康日記・散歩日記・子育て日記など、テーマを決めた日記を活用するという方法も考えられます。

ただし、ガーデニング日記だとして、植物の生長のことしか書いていないのだとしたら、感情や洞察の入る余地がありません。あくまで目的は感情日記を書くことですから、選んだテーマを中心に日常の出来事を書き、一次感情や洞察にもふれていくという方法をとるとよいでしょう。

ちなみに、近年、注目を浴びた〝レコーディング（記録）〟や〝ライフログ（生活・体験・

睡眠記録）〟等と連動させてもかまいません。

毎日、家計簿をつけると無駄遣いが減ったり、体重を記録するとダイエット効果が得られたりするように、記録には、「記録する」という行為自体に大きな意味があります。毎日の生活の記録をつけることが、生活の見直しにつながり、必然的に生活習慣やライフスタイルの健全化・適正化につながるという行動科学的なメリットが得られるからです。

テーマには、散歩・食事・ダイエット・体重・血圧・睡眠など、さまざまなものがありますが、いずれの場合も、その日の出来事に気持ちをのせて書くのがポイントです。

一方で、記録だけでは暴飲暴食や浪費、喫煙などの生活習慣が改善しないという人も多いことでしょう。

このタイプの人によくあるのが、一次感情に向き合うのがそもそも苦手で、そのために過剰なストレス解消を必要とするという傾向です。これも二次反応としての問題行動の一つである可能性があります。

この場合は、活動記録に加えて、悩みのタネである食べ過ぎや浪費にまつわるテーマで感情日記を書き、自分の中にある深い感情を感じたり、洞察を行ったりすることがおすすめです。

たとえば、食べ過ぎであれば、ありのままの一次感情や本来感じるべき味覚や満腹感といった一次身体感覚と向き合うことで、本当は食べたくもないものを食べるといった二次反応が消えて食べ方の健全化が促されます。さらにそれを深めていくと、食べ物に感謝し、五感で深く味わいながら食事をすることで、心の状態や食行動が健全化するといわれる〝マインドフル・イーティング〟というアプローチにつながり、これは諸外国では実際に過食症や生活習慣病患者の治療にも応用されてきています。

記録と感情日記を連動させていると、「自分はカーッとなると、大食いしてしまう」、「夫婦ゲンカしたら、血圧が上がってしまった」、「忙しくなると、食が細くなってしまう」など、自分自身の傾向が見えてくることもあるかもしれません。

カメラやイラストの好きな人は、きょうの一枚を加えた写真日記や絵日記にしてみると、より深い感情を深めるきっかけになるかもしれません。

Q：昔の思い出が湧いてきたら、それを書いてもいいですか？

古い出来事を書くと、大きな効果が期待できる

日記に書く内容は、その日の出来事にかぎる必要はありません。なにかのテーマについて書いていて、昔のことが思い出されるというのはごく自然なことです。小さいころの夢の話、古

い失恋のこと、会社の新人時代の思い出、母親に理不尽に怒られたことなど、振り返ればいろいろあるでしょう。

じつは多くの日記研究から、昔話を書くことは、最近のことについて書くこと以上に大きな効果が期待できることがわかっています。

第2章でもお話ししたように、とくにつらい経験をした場合は、長年にわたってさまざまな感情が蓄積していたり、そのときに感じた不安や恐怖がいまだにその人を苦しめたりしていることがあります。

それらの出来事に日記を通じて向き合うことは、一次感情を感じきり、浄化することに結びつきます。それによって、心身の不調の要因となる二次反応も自然に消えていくことが期待できるのです。

Q：ものすごくいやな気持ちが湧いてきてしまうのですが

つらい感情から逃げないことが大切

ネガティブな出来事について書いていると、怒り・悲しさ・不安・怖さなどいやな感情がいろいろと出てくるものです。

しかしながら、感情日記を書く目的の一つは、こうしたいやな感情をあらためて味わうことにあります。それは楽しいことではありませんが、深い一次感情というものは、「十分に感じきると、消えていく」という性質をもっています。したがって、ネガティブな感情から逃げずに、しっかりと向き合うことが大切です。

その感情は、長年にわたって、あなたの心と体にストレスを与えてきたものかもしれませんし、あなたの行動や考え方のパターンに影響を与えてきたかもしれません。感情日記には、そのネガティブな呪縛を解く力があると考えられているわけです。

つまり、書いているときに、いやな感情が湧いてきたら、しめたもの。少々しんどくても、がんばって感じきれば、心と体を楽にすることがきっとできるのです。

ただし、仕事や日常生活に支障が出るほど無理をする必要はありません。リベンジはいつでもできますから、あなたのペースで取り組んでみてください。

なお、本書の中でもこれまで、記憶の侵入現象や思考の反芻について説明してきましたが、うつ病や不安症などの病的な状態にあるときは、思い出したくない考えが急に浮かんだり、何度も繰り返し堂々巡りに生じることで人を苦しめることがあります。感情日記は効果的な対応方法の一つではありますが、侵入思考や反芻思考が病的に強い場合は、日記だけでは不十分なケースも少なくありません。そのようなときは、専門的な治療機関に相談されることをおすすめいたします。

Q：感情は湧いてこないのに、体に反応が出てしまいます

体のほてりもドキドキも、正常な反応

日記を書いていると、体に反応が出ることもあります。カッカカッカと体が熱くなるとか、興奮してドキドキするとか、吐き気がするとか、なかなか寝つけないなどといったものです。こんな反応があると不安になる人もいるかと思いますが、これも一つの正常な反応ですから、心配することはありません。

怒り・怖さといった感情がなかなか表現できないという人も、よく見ると体には反応が出ていることはよくあります。

どんな人でも崖の上に立たされればドキドキしてふるえるように、一次感情を強く感じているときは、体の症状も強まりますし、体の反応が強く出れば、一次感情も高まるように人はできています。ところが、一次感情に向き合わないでいると、身体感覚が鈍くなったり、感じ方

が歪んだりすることも多いのです。

心身が蝕まれているときは、本来感じるべき一次身体感覚を感じられなくなる〝失体感症〟を抱えている場合も少なくありません。たとえば、過労慣れした人がいくら働いても感じるべき疲労を感じないということは多く、そんなとき歪んだ疲労反応として頭痛や耳鳴り、めまいといった病的な二次身体反応に苦しむといったことはよく見られる現象です。

治療の場面では、そうした人々にはまず身体感覚を適切に感じる練習をしてもらい、その後、徐々に自分の一次感情に迫るトレーニングを行ったりもします。

逆に、この質問の場合のように、体の反応ばかりが出てくるという実感をもつ人は、「身体感覚は感じられるけど、それが深い感情には結びついていかない」というパターンといえます。

これに気づいたときは、一次感情に向き合ういい機会ともいえます。身体感覚は一次感情に迫る重要な手がかりともいわれますので、その感覚の訪れとともに、自分の中でどのような深い感情が呼びさまされてくるかを意識してみてください。繰り返し日記を書いていくことで、自分でも気づいていなかった一次感情や洞察が深まってくることでしょう。

感情に向き合っているときは、自分の呼吸や心臓の鼓動に注意深く耳を傾け、小さなさざ波を拾うかのように体の声を聞いてあげることも大切です。そして、もし、なんらかの身体反応が起こっていたら、それもぜひ日記に記録するとよいでしょう。

Q：ブログ形式で日記を書いてもいいですか？

不特定多数の人が見るメディアでは、くれぐれも慎重に

インターネット上のブログに日記を掲載したり、フェイスブックなどのSNSに日記を投稿したりする人は少なくありません。

感情日記は他人には見せないのが原則ですが、人に読んでもらったり、コメントをもらったりすることで、日記を書くモチベーションが上がる、充実感が増すという場合は、あえてブログやSNSで記録していくという方法もあります。

しかし、不特定多数の人が見るインターネット上のコンテンツには、少なからずリスクもあります。

たとえば、友人・知人について記述したことで、相手を傷つけたり、対人関係に軋轢が生じたりといった問題です。また、読んだ人から誹謗中傷のコメントが書き込まれ、いやな思いをするということもないとはかぎりません。残念ながら、ネット上には人を攻撃することを目的

としている人々もいます。

それでもインターネット上で日記を書きたいという場合は、慎重を期す必要があります。知り合いにしか公開しない、自分のプロフィールがわからないようにハンドルネームを使うなど、十分な策を講じて実行してください。ＳＮＳの場合は、公開範囲を友人や特定のグループに限定するなどの配慮も必要です。

また、人に公開することで、ほんとうに書きたいことを書かない、感情表現をセーブしてしまうというようなことがあるとしたら、それも本末転倒です。その場合は、人に見せるための日記と自分だけの日記を書き分けるような方法をとることも必要になってくるでしょう。

Q：家族と交換日記をしてみたいのですが

おたがいをよりよく理解しようという心が育つ

相手がいるというのは、日記を続けるためのモチベーションになりますし、核家族が多く、忙しくてすれちがいになりがちな現代家庭では、夫婦であれ、親子であれ、日記は非常に有効なコミュニケーション・ツールになります。その意味では、これも他人には見せないという原則からは外れますが、互いに深い信頼関係が築けているのであれば、家族の交換日記には大きな意味があると私は考えています。

親子であれば、大人の洞察を子どもが読んで学び、感受性豊かな子どもの思いから親が学ぶこともできるでしょう。夫婦であれば、それぞれが抱える悩みや不満、相手への感謝の気持ちなど、口に出してはなかなか言えないことを分かち合うこともできるでしょう。

気持ちのこもった文章を綴ることができたら、互いへの理解が深まり、思いやりの心が育ち、相手のことをより深く洞察しようという姿勢も高まります。洞察が深まれば、日々の行動や生活習慣もよいほうへと向かいます。

じつは交換日記は精神科の治療でしばしば使われてきた手法です。とくに多いのが思春期の子どもの治療で、親と本音を交わすだけで、病状が急激に改善するというのは非常によくあることなのです。

最近はＬＩＮＥなどのＳＮＳを利用した親子のやりとりも増えているようですが、親が子どもの本音である一次感情に真摯に耳を傾けるだけで、拒食症のような難治性の病気がみるみる改善することもめずらしくないのです。

ただ、そうした疾患が発症する背景には、もともとアンバランスな家族関係があったという事実と無関係ではない場合が少なくありません。

親は「子どものため」という意識をもっていても、子どものほうはまったく正反対の思いを抱いていることもあります。その状況下で親に交換日記をしようと言われ、断れなかった……というようなケースがあることもおおいに考えられます。

子どもの本音など、親が気づいていないことがほとんどですので、どうしてもということであれば、まずはあまり無理のない範囲からのほうがよいのではないかと個人的には考えます。

Ｑ：どうしても感情が深まっていかないのですが

写真やゆかりの品物が、イメージの喚起に役立つことも

感情日記を通じて向き合おうとしているのは、感じないようにとずっと避けてきた感情であることが少なくありません。そして、その経験がつらい出来事であったときほど、深い感情を感じるのが難しいということはよくあります。

そんなとき、心理学の領域では、感情を深めるために有効な方法として、人形やアバター（分身・化身）などのバーチャルな存在を用いることがあります。

たとえば、亡くなった人を偲ぶとき、遺影やゆかりの品物があると、その人の存在をリアルに感じ、まるで一緒にいるような気持ちになることがあります。スポーツの試合でも、亡くなったチームメイトの遺影やユニフォームをベンチに飾ると、共に観戦したり、一緒に戦っているような気持ちになれるとはよく聞くことでもあります。

いずれの場合も本人こそいないものの、その代替のものがあることで、その人の存在を強く深く感じられるわけです。そして、これは感情日記にも応用が可能です。

これは、古典的な治療法である「ゲシュタルト療法」の技法のひとつが応用されたアプローチです。だれも座っていない椅子などを用意して、そこに自分につらい思いをさせた人が座っていると想像し、「なんで、そんなにひどいことをするの!?」、「私はほんとうにつらかったんだから」などと話しかけるというものです。

ときには、自分がその椅子に座って相手になりかわり、それまで自分が座っていたところに向かって、「自業自得だろ!」、「おまえが意識過剰なだけだ!」などと反論させます。そして、また元の椅子に座り、自分役にもどるととても深い感情が湧き起こってくるので、感情を深めるのにはとても有効な方法です。

最近では「感情焦点化アプローチ」という呼び方で効果をあげている方法でもあります。近年は、ＩＴを応用し、仮想空間でアバターとコミュニケーションするなどの方法も試され、その成果が報告されています。

そして、そこまで本格的なことはしなくても、このアプローチは感情日記においても応用することができます。

具体的には、精神的につらい思いをさせられた親や、未知の加害者が目の前の空の椅子に座っていると想像したり、机の上にその人の帽子などゆかりのものを置いて、語り合ったりしながら感情日記を書いてもらいます。すると、かなり強い感情が喚起され、心の奥底まで響く体験ができるのです。

最新の研究では、著しくものわかりの悪い家族ともめているようなケースの場合、家族療法と呼ばれる専門的な方法を使って報われない話し合いを繰り返すよりも、空椅子を使って空想上の家族と会話したほうが、苦痛な感情の浄化には有効で、家族へのトラウマ的な囚われからも早く脱け出せると報告されているほどです。

あとがき

本書では、感情がいかに健康に重大な影響を与えるかという健康心理学的な立場に立ち、自身の臨床経験も重ねつつ、〝感情日記〟について書かせていただきました。

心と体の結びつきについては、古くはプラトンやデカルトの時代から議論され、伝統的な東洋医学の体系でも認められています。さらに、最先端の医学では、精神神経免疫学等の分野で研究されるなど、古くて新しい人類の普遍的テーマといえるでしょう。

このようなテーマを語るとき、私はいつも医学生時代に経験したある出来事を思い出し、胸が痛くなります。それは、自分が病院実習で担当していた末期がん治療中の高齢女性のみよ江さん（仮）とそのご主人のやりとりです。

当時、「考え方を前向きにすれば、体の病気が治る」という趣旨の本が大ベストセラーになっていたのですが、ある夜、それを愛読していたご主人が、「どうしてお前のがんが治らないのか！　もっと前向きに考えないからだ。このまま病気で命を落としていいのか？　お前には本当に治そうという気があるのか！」と、患者であるみよ江さんを責めていたのでした。

それはその後も続き、そのたびにご主人に「私が至らなくてごめんなさい」と謝っていたみよ江さんでしたが、ある日、ご主人のいないときに、「どうしても今の状態を前向きには考えられないのです。だから私は治らないのでしょうか？」と泣きながら私に話してくれたのでした。

今でこそ、「なんて無茶なことを……」と思われる方も多いと思うのですが、当時は大ベストセラーだったこともあり、こんな説が多くの人にかなり本気で信じられていた、そんな時代だったと思います。

ここから私は2つの点に言及したいと思うのです。

一つは、当たり前のことですが、体の病気は環境要因だけでなく、生まれもった体質など多種多様な原因で作られるものであり、けっして精神的な理由だけで作られるわけではないという点です。

ただ、その一方で、従来考えられてきた以上に、病気の症状は精神的な面に影響されるものであり、そして、実際、その治療的なアプローチとしての有効性が、世界中で医科学的検証においても示されてきているという興味深い事実もあります。それが、この本を通じて多くのみなさんに知っていただきたいと思ったことの一つです。

でも、それ以上に強調したいこと……、これが、今回、言及したいことの二つ目でありますが、それは、人にとって、自然な感情・気持ち（本書では一次感情と呼びました）を感じること、もしくは、それをだれかにありのままに受け止め、認めてもらうこと（共感）は、幸福にかつ心身とも健康に生きることにおいて不可欠であるという点です。

本書では主に身体的健康を中心に、一次感情の重要性を強調してきましたが、これは私の専門とする精神医学や心理学でも、来談者中心療法に代表される種々のカウンセリング・認知行動療法・対人関係療法・マインドフルネス・家族療法・心理力動的精神療法や他の多くの心理療法に共通の一貫した中核的テーマであります。

じつは近年、うつ病や神経（不安）症といった心の病気の大半は結局、この一次感情を自らしっかりと感じることで、もしくは、他人にしっかりと共感してもらったり、受け止めてもらったりすることで癒されるということがようやく医科学的に証明されてきています。

たとえば、かつて不治の病などと信じられていたアルコール使用障害（依存症等）においても、互いの気持ちを本当に理解しあえる仲間と心の本音を語り合うと、飲みたい気持ちが不思議と消えていくことがわかっています。この発見があって、同じ病気をもつ人同士が支えあう自助グループが始まったことはよく知られています。そして、これらは他のさまざまな依存治療に応用されています。

また、幻覚や妄想に苦しみ、生涯、抗精神病薬を飲みつづけねばならないとされてきた統合失調症においてさえ、驚異のエビデンスが北欧で示されました。患者が妄想も含めた自分の話をしっかりと周囲に耳を傾けてもらい、気持ちを深く受け止めてもらう〝オープン・ダイアログ〟という方法によって、症状の改善だけでなく多くの患者で抗精神病薬の内服をやめることができたというのです。

さらに、拒食症（神経性やせ症）は難治性の重要疾患であり、世界的に見てもいまだに著しくやせた患者への効果的な精神療法は医学的に確立していません。しかし、患者がその一次感情を家族にしっかりと受け止めてもらうことだけで、なにをしても治らなかったその症状が、併存していた自傷や買い物依存など制御不良な問題行動とともに見事に完治していくことが、市井の治療者たちによって実践されています。私自身、（多くは無名の）そういった治療をなさっている周囲の治療者の努力には、いつも深い感銘を受けています。

そして、例に挙げた依存症、統合失調症、拒食症は、現在の精神科治療においてそれぞれ異なるアプローチがとられるものの、その根本には一次感情という共通するものがあると感じずにはいられないのです。

本書で強調してきたように、一次感情を受け入れられないときに病的な二次反応が出現し、歪んだ考えや問題行動、病的身体反応という形で心身を蝕みます。そして、それは心身の疾患に限りません。

多くの精神鑑定や措置入院の症例に触れる機会が多かった私の目には、一見、理解不能な子供たちの非行や大人たちの反社会的な言動の背景にも、一次感情の消化不良がしばしば垣間見える気がしてなりません。そして、それらの大半は、大人が都合の悪いときに不快な一次感情に向き合わず、子供が悩みや疑問を打ち明けると「子供はそんなこと考えなくていい」「心配しないで勉強しなさい」と一方的に対話を打ち切ったり、子供が感じた本音を言うと「わがままだ」「世間は甘くない」「そんな子に育てた覚えはない」と親の一方的な価値観を押しつけ、子供は自分の気持ちを表現するどころか感じてもいけないと一次感情を押し殺すことばかりを強いられる、そんな家庭内や学校、ひいては日本社会全体のコミュニケーション不全が多かれ少なかれ反映しているように思えるのです。

自殺の多くも精神的な病的状態を有しているときに起こることがわかっていますが、そこからは自殺の根本的な原因論として、「生物として生存本能そのものである一次感情の感じ方、その伝え方、もしくは受け止め方が、幼いころより不得手であったことの影響が大きい」ということが挙げられるのではないかと個人的には考えます。

先にご紹介したみよ江さんの話に戻れば、あのときのご主人の本心は「大切な存在である妻の病状や転機が心配でしょうがない。症状に苦しむ妻の姿を見ているのが悲しくてしょうがない」というものだったのではないでしょうか。

ところが、ご自身の一次感情である不安、悲しみにどうしても向き合えず、それが妻への怒りや叱咤激励という安易な二次反応として現れたのです。そんな認知的回避にすがらざるを得ないほど、ご主人もまた必死に自分の心と葛藤しておられたのでしょう。それによって、残り少ない妻との大切な時間から、穏やかな時が奪われていたように私には感じられます。

その妻であるみよ江さんも、不治の病に陥ったつらい気持ちを夫に理解してもらえないどころか、叱咤激励までされていたわけです。その苦悩は自身でも受け止めきれないほどだったであろうと察することができます。

感情日記の「がんを治す」効果は、残念ながら、きわめて限定的なのかもしれません。しかし、感情日記にがんの痛みを和らげる働きがあるという、メタ解析による医科学的効果を目にしたとき、私の中に医学生時代の体験が蘇ってきたわけです。がん末期のような、さまざまな心のありようが試されるとき、心の痛みだけでなく、体の痛みを和らげることができたら……。そんな想いと重ね合わせるようにしながら、本書を記してきました。

英国留学中に痛感したことの中に、日本人は「自分の気持ちを押し殺しがちである」ということ、そして、「互いの気持ちを効果的に伝え合い、尊重し、配慮しあうコミュニケーションが苦手な集団」だということがあります。

本文でも言及したように、自分を含め日本人男性の多くは、世界でも類を見ないほど、感情を伝えることが不器用な種族と言われています（そう指摘されてもピンとさえ来ない男性も多いと思われますが……）。

それはよく知られていることでもありますが、一方で、じつは日本人女性の多くもまた、一見、人あたりはよいようで、「同調しなければいけない」という周囲からの圧力を過度に感じる傾向をもっているようです。そして、空気を読んでは自分を押し殺したり、一時的な感情に流されたりしながら、自分らしく生きられないと感じている場合は少なくないようです。

つまり、日本人は男性も女性も一次感情を感じ、伝え、生かすために必須のスキルであるはずのコミュニケーション上に多くの問題を抱えているといえるのかもしれません。

しかし、一方で、美辞麗句やきれいごとばかりを言ったり、言い訳が達者で自己主張が強いわりに、自分の責任は放棄し、口先だけだったりという人々も世界でたくさん目にしてきました。その中にあって、日本人の気質は一つの美徳であり、とても素晴らしいものだと感じることも少なくありませんでした。要は、そのバランスが問われているのでしょう。

本書では、健康というテーマをとっかかりに、一次感情を感じ一次感情との健全な向き合い方を身につけることの大切さを述べてきました。これを機に、多くの方にあらためてご自身の一次感情をふりかえる機会をもっていただければ幸いです。

そして、それが、自分のほんとうの気持ちに気づいたり、その気持ちを他の人々と共有したりするささやかなきっかけとなり、みなさんの人生がよりよいものに少しでもなったのならば、著者として、医師として、心からうれしく感じます。

最後に、本書の制作にあたり、内科学的な見地で監修をしていただいた横田卓先生、越智小枝先生、CCCメディアハウスの鶴田寛之さん、アップルシード・エージェンシーの栂井理恵さん、編集過程全般にわたってご協力をいただいた萩原美智子さんに心から感謝の辞を送りたいと思います。

最上　悠

最上 悠　もがみ・ゆう

精神科医、医学博士。うつや不安、依存の治療に多くの経験をもつ。薬だけでなく、最先端のエビデンス精神療法の専門家としても活躍。早い時期から食やサプリメント、読書や運動などの代替医療も自ら積極的に実践してきた。複雑なこころの治療では、“ハンマーを持つと、すべてが釘に見える”専門家より、多彩な“道具”を持つ「オールラウンド治療者」こそ実戦的、が持論。著書に『きっと、心はラクになる』（かんき出版）、『家族をうつから救う本』『薬を使わずに「うつ」を治す本』『世界の精神科医がすすめるメンタルサプリ』（河出書房新社）、『ネガティブのすすめ』（あさ出版）、『「脳の炎症」を防げば、うつは治せる』（永岡書店）など多数。

●著者エージェント：アップルシード・エージェンシー
http://www.appleseed.co.jp

日記《にっき》を書《か》くと血圧《けつあつ》が下《さ》がる
体《からだ》と心《こころ》が健康《けんこう》になる「感情日記《かんじょうにっき》」のつけ方《かた》

2018年6月9日　初版発行

著　　者　最上 悠
発 行 者　小林 圭太
発 行 所　株式会社ＣＣＣメディアハウス
〒141-8205 東京都品川区上大崎３丁目１番１号
電話　03-5436-5721（販売）
　　　03-5436-5735（編集）
http://books.cccmh.co.jp
印刷・製本　慶昌堂印刷株式会社

ISBN978-4-484-18218-6